_____께 드립니다.

구구팔팔 노래 연구회 지음 | 강준휘 그림

기억력을 지켜주는
컬러링북

고향 노래

쿵짝 쿵짝 노래 부르고 **쓱 쓱** 색칠하며 **치매** 예방해요!

학고재

차례

책머리에   우리 뇌를 음악으로 깨우고
　　　　　　미술로 자극하는 컬러링북을 펴내며 … 7

　　　　　　이 책의 활용법 … 11

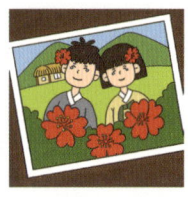

1 찔레꽃
뇌운동　시계 보기 … 16
노래 부르기　찔레꽃 … 17
노래 부르며 색칠하기 … 18

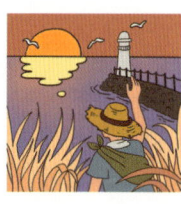

4 나그네 설움
뇌운동　같은 그림 찾기 … 28
노래 부르기　나그네 설움 … 29
노래 부르며 색칠하기 … 30

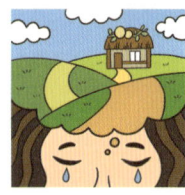

2 꿈에 본 내 고향
뇌운동　관련 있는 것 찾기 … 20
노래 부르기　꿈에 본 내 고향 … 21
노래 부르며 색칠하기 … 22

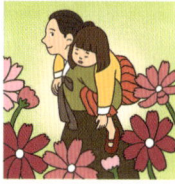

5 코스모스 피어 있는 길
뇌운동　미로 찾기 … 32
노래 부르기　코스모스 피어 있는 길 … 33
노래 부르며 색칠하기 … 34

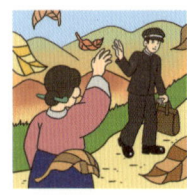

3 비 내리는 고모령
뇌운동　그림 완성하기 … 24
노래 부르기　비 내리는 고모령 … 25
노래 부르며 색칠하기 … 26

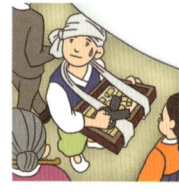

6 타향살이
뇌운동　다른 곳 찾기 … 36
노래 부르기　타향살이 … 37
노래 부르며 색칠하기 … 38

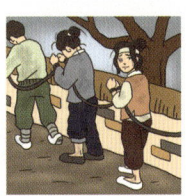
7 단장의 미아리고개
뇌운동 같은 그림 연결하기 … 40
노래 부르기 단장의 미아리고개 … 41
노래 부르며 색칠하기 … 42

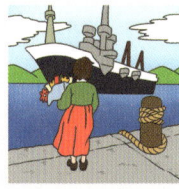
10 목포의 눈물
뇌운동 단어를 떠올려 찾기 … 52
노래 부르기 목포의 눈물 … 53
노래 부르며 색칠하기 … 54

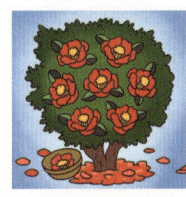
8 고향초
뇌운동 똑같이 그리기 … 44
노래 부르기 고향초 … 45
노래 부르며 색칠하기 … 46

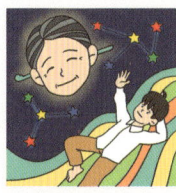
11 고향만리
뇌운동 계산하기 … 56
노래 부르기 고향만리 … 57
노래 부르며 색칠하기 … 58

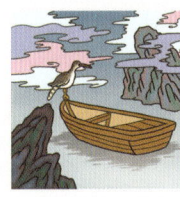
9 고향무정
뇌운동 순서대로 따라 그리기 … 48
노래 부르기 고향무정 … 49
노래 부르며 색칠하기 … 50

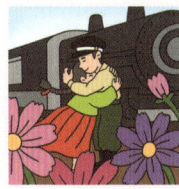
12 고향역
뇌운동 단어 찾기 … 60
노래 부르기 고향역 … 61
노래 부르며 색칠하기 … 62

우리 뇌는 어떤 일을 할까? … 67
인지 기능이란 무엇일까? … 70

치매 자가진단 테스트 … 72
치매 예방 수칙 333 … 74

정답 … 78

책머리에

우리 뇌를
음악으로 깨우고 미술로 자극하는
컬러링북을 펴내며

마음과 감정, 기억을 깨우는 음악

아이들은 처음 듣는 음악에도 엉덩이를 흔들며 춤을 춥니다. 누가 알려주지 않아도 장단에 맞춰 손뼉을 치고 발을 구릅니다. 애쓰지 않아도 표정과 몸짓에 음악 안의 이야기를 담습니다. 아이들뿐만이 아닙니다. 어른들도 어디선가 전통 민요 가락이나 트로트가 흘러나오면 어깨가 저절로 덩실거립니다.

뇌신경학자 올리버 색스는 소리와 운동 신경이 연결되는 현상은 모든 사람에게서 보편적으로 나타나며 아주 어릴 때부터 자연스럽게 발달한다고 했습니다. 또 음악은 귀로만 듣는 것이 아니라고 했습니다. "근육으로 음악을 듣는다"고 니체가 말했듯이 음악을 듣는 것은 운동 근육과 관련된 일입니다.

우리는 음악을 들으면 박자를 예상하고 리듬을 읽으면서 뇌의 여러 부분을 이용해 머릿속에 음악을 구축합니다. 음악을 들으며 강렬하고 심오한 감정을 느끼기도 합니다. 귀에 익어 친숙하거나 예전에 즐겨 들은 음악은 한 소절만 들어도 곡 전체가 저절로 떠오릅니다. 또 뜻 모를 외국어 가사를 듣고도, 심지어 가사가 없어도 눈물이 날 만큼 감동받을 때가 있습니다. 하루 종일 음악이 저절로 또는 강박적으로 귓가에서 떠나지 않는 경험도 합니다. 이를 보면 우리 뇌는 매우 음악에 민감하다는 걸 알 수 있습니다.

음악은 어디에나 존재하기 때문에 우리는 하루 종일 음악을 듣습니다. 라디오 광고 음악, TV의 배경 음악부터 시곗바늘 같이 리듬이 일정한 소음이나 말소리 등을 들으면 빠르기, 음, 음색, 음높이 등 음악 기본 요소가 상당히 정확하게 기억 속에 저장됩니다. 이 다양한 요소가 어떤 과정과 경로로 뇌에 기록을 남기는지는 아직 밝혀지지 않았습니다. 하지만 친숙한 음악은 기억을 불러일으켜 오랫동안 잊었던 감정과 연상을 자극하고 잃어버렸던 기억과 기분, 생각을 되찾아줍니다.

어떤 자극보다도 우리 뇌를 활성화시키는 음악

음악은 어떤 자극보다도 우리 뇌를 더 활성화시키는 능력이 있습니다. 얼마 전 미국에서는 치매를 앓아 아내도 손자도 못 알아보던 할아버지가 BTS의 신곡이 방송에서 흐르자 벌떡 일어나 디스코를 추어 화제가 되었습니다. 치매가 어느 정도 진행되었더라도 음악에 반응하는 능력은 남아 있습니다. 뇌가 노화하고 정신적 능력이 심하게 손상되어도 우리 뇌는 예외 없이 음악에 반응합니다. 많은 기억이 안타깝게 사라져도 음악을 지각하고 느끼는 힘은 남아 있을 겁니다. 그래서 음악은 특히 뇌졸중이나 알츠하이머형 치매, 또 치매로 대뇌 피질이 손상된 사람, 자폐증, 파킨슨병, 운동 장애를 앓는 환자의 치료에 활용됩니다.

　이 책은 음악을 매개로 과거의 기억을 되찾고 정서적인 안정감을 얻어 일상생활과 신체활동에 도움을 주는 것이 목적입니다. 1930년대부터 최근까지 가장 많이 사랑받고 널리 불려 온 트로트 가운데 '고향'이라는 주제로 12곡을 뽑았습니다. 음악을 듣고 따라 부르고 장단을 맞추며 잊었던 감정과 기억, 사고, 인지력, 우리 안 깊숙이 남아 있는 자아를 불러내는 것이 이 책의 목표입니다. 음악은 집중하게 하고, 정서적 안정감을 주며, 한 사람을 살아 있게 하고, 자신감도 불러일으키며, 타인과도 자신과도 조화롭게 사는 법을 알려주니까요. 전문적인 음악 지식이나 음악적 재능이 없어도 됩니다. 잘 부르고 못 부르고는 중요하지 않습니다. 혼자여도 좋고 여럿이 함께여도 좋습니다. 귀에 익은 음악을 알아보고 노래를 따라 부르며 풍부한 감정을 느끼기만 하면 됩니다.

음악과 미술 활동을 연계한 융합적 컬러링북

나이가 들수록 손을 움직이는 활동은 중요합니다. '제2의 뇌'로 불릴 만큼 손동작은 인지 기능과 관련이 깊기 때문입니다. 그림 그리기, 색칠하기 등의 미술 활동은 시각, 공간, 언어는 물론, 운동까지 포함한 공감각적 표현 방식입니다. 단어를 외우는 데도 그림을 그려서 외우면 더 잘 기억할 수 있습니다.

그런데 그림을 그리는 데는 평면과 입체를 표현하는 공간 지각력과 뇌와 손의 협응이 필요합니다. 어떤 색을 칠할지, 얼마큼 힘을 주어 칠할지, 어디에 칠할지, 다음은 어디에 어떤 색을 칠할지 생각하는 동안 색채 지각 능력과 형태 지각 능력을 키워 줍니다. 손으로 색연필을 쥐는 악력, 손과 손목의 움직임 등 소근육 운동 기능도 활성화합니다. 색을 다 칠해 작품을 완성하면 자존감도 높아지고 성취감도 느낄 수 있습니다. 색칠하는 동안 집중하고 몰입함으로써 심리적으로도 안정됩니다.

세상에서 가장 두려운 병 치매를 예방하려면

중앙치매센터에 따르면 만 60~69세 노인의 43%가 가장 두려운 질병으로 치매를 꼽았다고 합니다(2014년 기준). 만 50~59세 장년층 40%도 피하고 싶은 질병 1위로 치매를 꼽았습니다. 2019년 현재 우리나라 65세 이상 노인 가운데 치매 환자는 75만 명으로 노인 열 명 가운데 한 명은 치매를 앓고 있다고 합니다. 우리나라는 2000년 65세 이상 인구 비중이 7%를 넘어 고령화 사회로 들어섰고 17년 만인 2017년 14%를 넘어 고령 사회로 접어들었습니다. 이는 일본보다 7년 빠른 속도이며, 국가와 개인 차원에서 치매 예방을 위한 더욱 절실한 노력이 필요합니다.

이 책은 치매 예방에 도움이 되도록 구성했습니다. 뇌 기능이 예전만 못하다고 느끼는 노년이나 치매 이전 단계인 경도 인지 장애, 치매 초기(경증) 증상이 나타난 분들에게 권합니다. 이 책은 크게 뇌운동, 노래 부르기, 노래 부르며 색칠하기 이렇게 세 부분으로 구성되어 있습니다. 이 세 부분이 12회 반복됩니다.

먼저 뇌운동은 집중력을 키워 주는 미로 찾기, 다른 부분 찾기, 그림 완성하기 등과 실행 기능을 유지해 주는 돈 계산하기, 단어 찾기, 관련 있는 것 찾기, 지남력을 보존해 주는 시계 보기입니다.

노래 부르기는 음악을 들으며, 따라 부르고, 장단을 맞춰 보고, 장단에 맞춰 색칠하는 것입니다. 시각, 청각, 운동 능력을 총동원하여 뇌를 활성화시킬 수 있습니다.
　노래 부르며 색칠하기는 노래 가사를 음미하며 잊었던 기억과 생각, 사고를 끌어내고 머릿속에 그려진 이미지대로 주어진 그림에 색을 칠하는 것입니다.

이 책의 특징

첫째, 손과 뇌의 협응을 꾀하는 프로그램으로 구성되었습니다.
둘째, 음악을 듣고 장단 맞춰 따라 부르며 감정을 표현합니다.
셋째, 음악 활동으로 뇌 전체를 자극해 옛 추억을 떠올리고 자존감을 찾습니다.
넷째, 음악을 미술 활동과 연계하여 기억력, 사고력, 상상력을 훌쩍 키웁니다.
다섯째, 나만의 작품을 만들어 나와 세상을 연결합니다.
여섯째, 기억력이 안 좋아진 분부터 초기 치매 환자까지 쉽게 따라 할 수 있습니다.

이 책의 활용법

| 뇌운동 | 먼저, 오늘 부를 노래를 알아봅니다.

❶ 오늘 부를 노래를 알아봅니다.

❷ 오늘 날짜를 적으세요.

❸ 지문을 읽고 문제를 푸세요.
(보호자나 기관 관계자는 이때부터 시간을 잽니다.)

❹ 다 풀었으면 걸린 시간을 기록하세요.

❺ 이 책 78~83쪽에 정답이 있습니다.

※ 72쪽의 〈치매 자가진단 테스트〉로 여러분의 뇌 건강 상태를 확인해 보세요.

| **노래 부르기** | 자, 이제 노래를 들어볼까요?

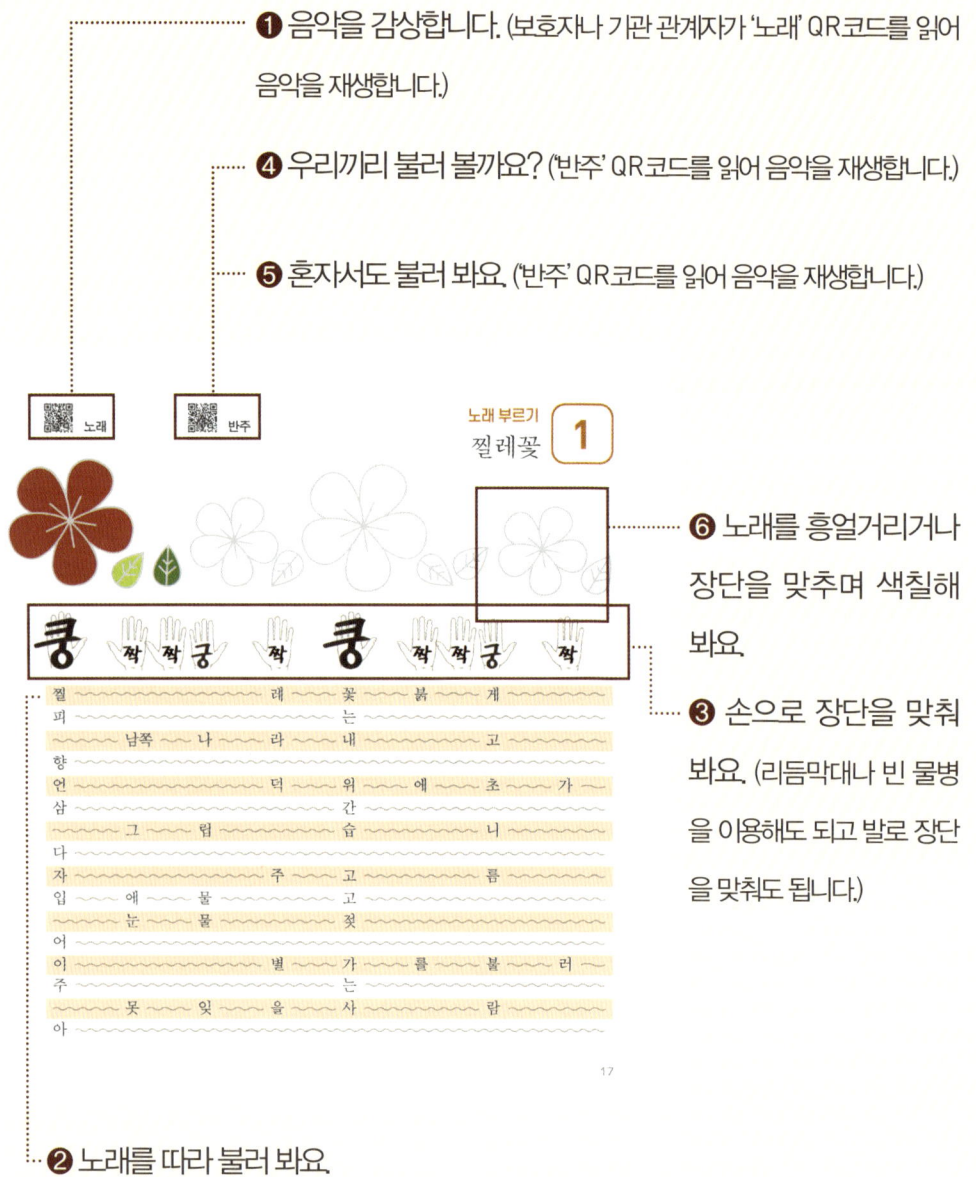

❶ 음악을 감상합니다. (보호자나 기관 관계자가 '노래' QR코드를 읽어 음악을 재생합니다.)

❹ 우리끼리 불러 볼까요? ('반주' QR코드를 읽어 음악을 재생합니다.)

❺ 혼자서도 불러 봐요. ('반주' QR코드를 읽어 음악을 재생합니다.)

❻ 노래를 흥얼거리거나 장단을 맞추며 색칠해 봐요.

❸ 손으로 장단을 맞춰 봐요. (리듬막대나 빈 물병을 이용해도 되고 발로 장단을 맞춰도 됩니다.)

❷ 노래를 따라 불러 봐요.

| QR코드 읽는 법 |

❶ 스마트폰 포털 앱을 실행합니다. 검색창 오른쪽의 '▩(코드)' 모양을 누른 다음 '코드검색'을 선택하거나, '◉(렌즈)'를 선택합니다. (QR코드 앱을 실행거나 스마트폰 카메라 기능에서 'QR코드 스캔'을 선택해도 됩니다.)

❷ 카메라 화면이 나오면 코드 하나를 비춰 주세요.

❸ 자동 인식되면 화면이 바뀌거나 연결 화면이 위로 뜹니다. 이제 음악을 재생하면 됩니다.

| 노래 부르며 색칠하기 | 나만의 작품을 만들어 봐요!

❷ 좋아하는 색을 골라 원하는 곳부터 칠합니다.
왼쪽의 보기와 꼭 똑같이 칠하지 않아도 괜찮습니다.
● 한 칸을 칠했다면 다음은 어디를 무슨 색으로 칠할지 생각해 보세요.
● 천천히 정성스럽게 칠합니다.
● 손가락 힘을 조절하여 짙고 옅게 칠해 보세요. 입체감이 생길 거예요.
● 색을 겹쳐서 칠해 보세요. 색이 다양해지고 풍부해져서 좋은 작품이 될 거예요.

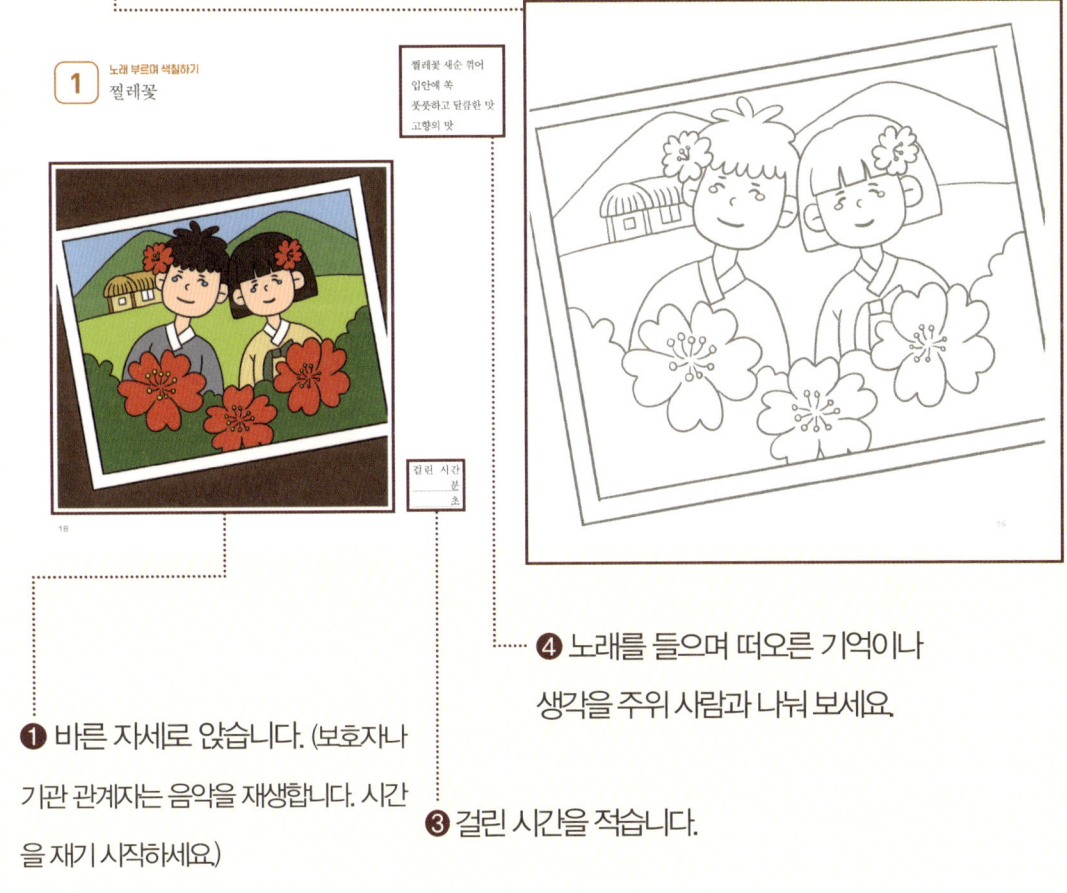

❶ 바른 자세로 앉습니다. (보호자나 기관 관계자는 음악을 재생합니다. 시간을 재기 시작하세요.)

❸ 걸린 시간을 적습니다.

❹ 노래를 들으며 떠오른 기억이나 생각을 주위 사람과 나눠 보세요.

준비되셨나요?

그럼 시작하겠습니다.

뇌운동 | 시계 보기

찔레꽃

오늘 날짜
_____월 _____일

시계를 보고 맞는 시간을 선으로 이어 보세요.

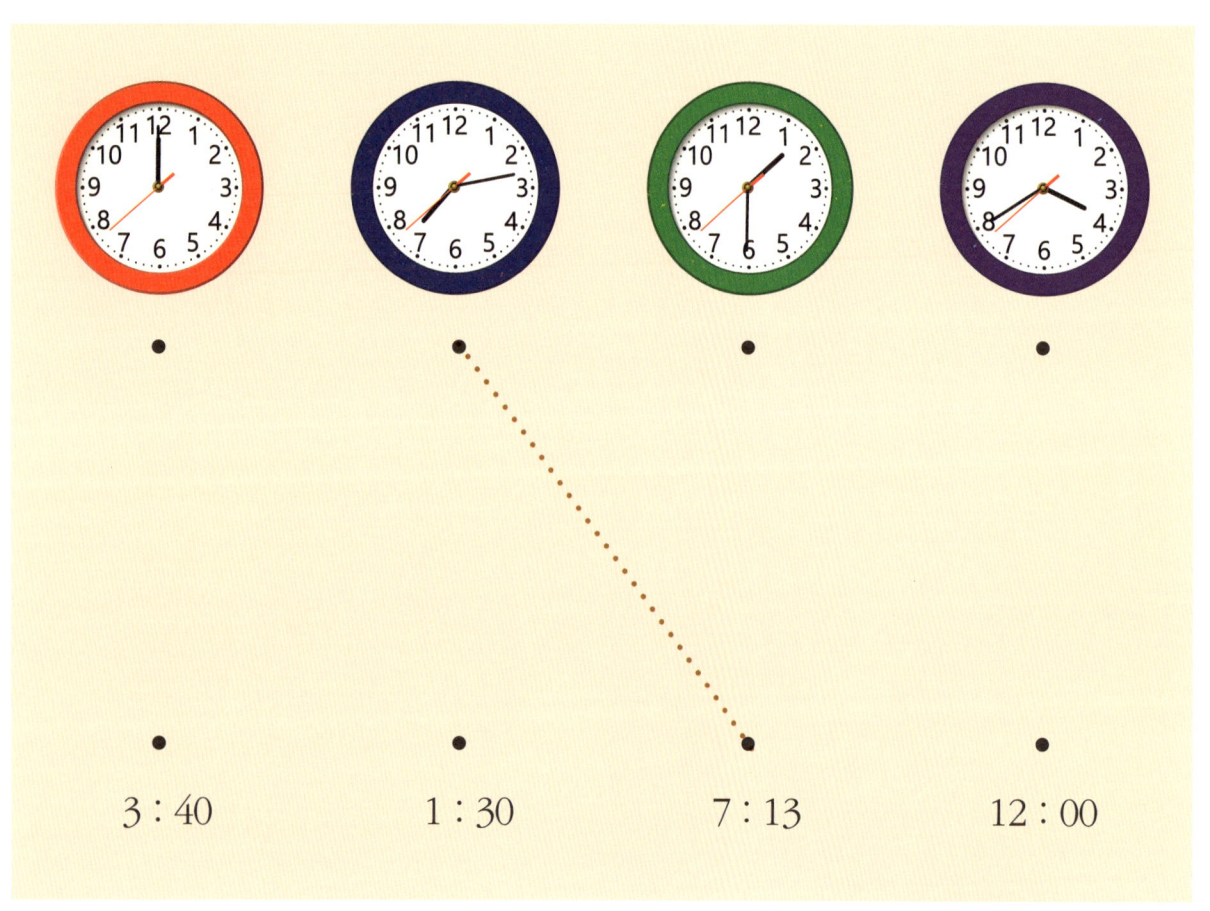

지금은 몇 시 몇 분인가요?

_____시 _____분

현재 시간을 시계에 그려 보세요.

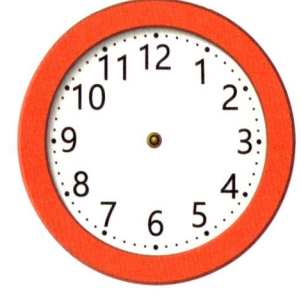

걸린 시간

_____분
_____초

노래 부르기 1
찔레꽃

쿵 짝 짝 궁 짝 쿵 짝 짝 궁 짝

찔 레 꽃 붉 게
피 는
남쪽 나 라 내 고
향
언 덕 위 에 초 가
삼 간
그 립 습 니
다
자 주 고 름
입 에 물 고
눈 물 젖
어
이 별 가 를 불 러
주 는
못 잊 을 사 람
아

17

1 노래 부르며 색칠하기
찔레꽃

찔레꽃 새순 꺾어
입안에 쏙
풋풋하고 달큼한 맛
고향의 맛

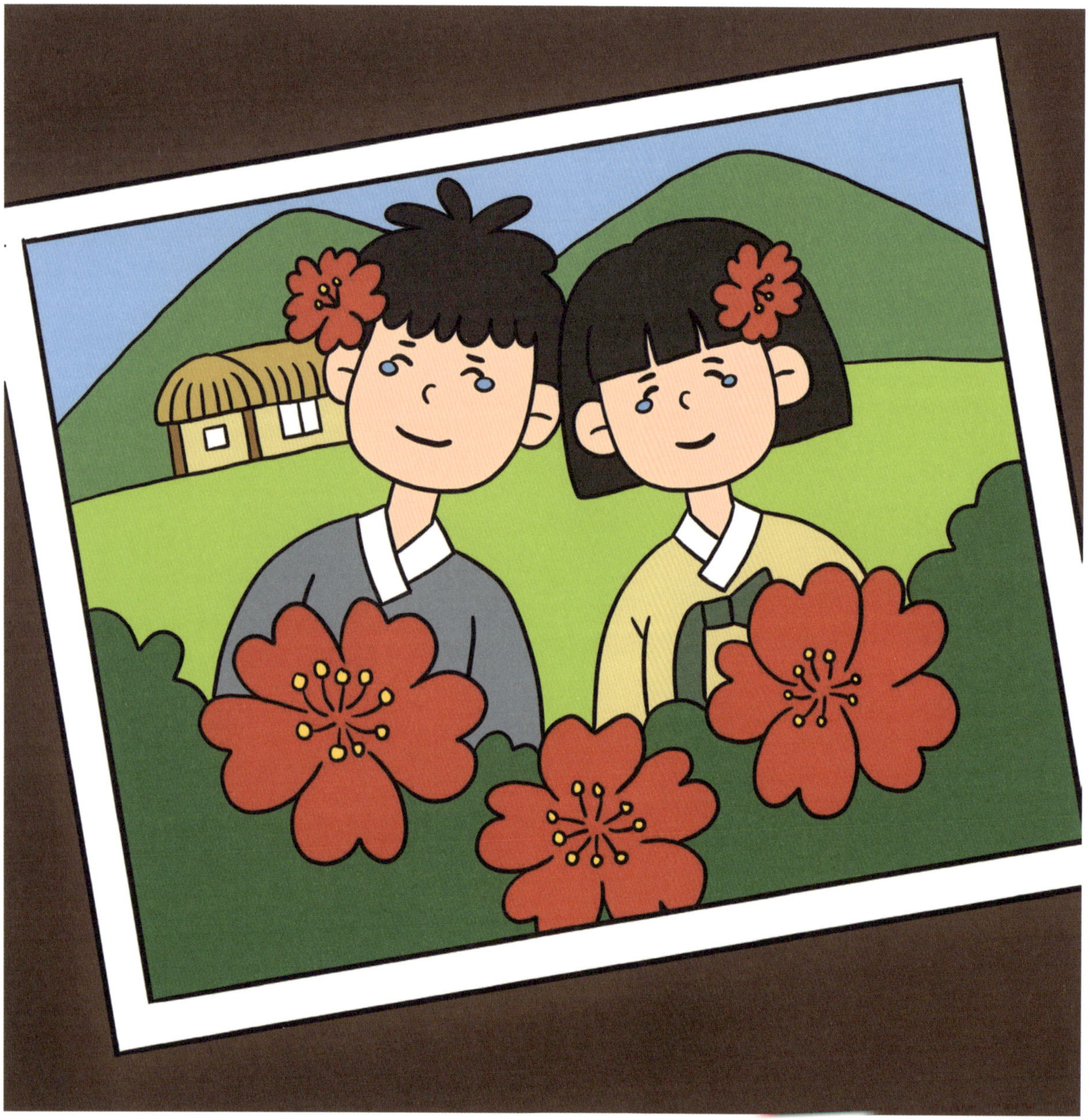

걸린 시간
_____ 분
_____ 초

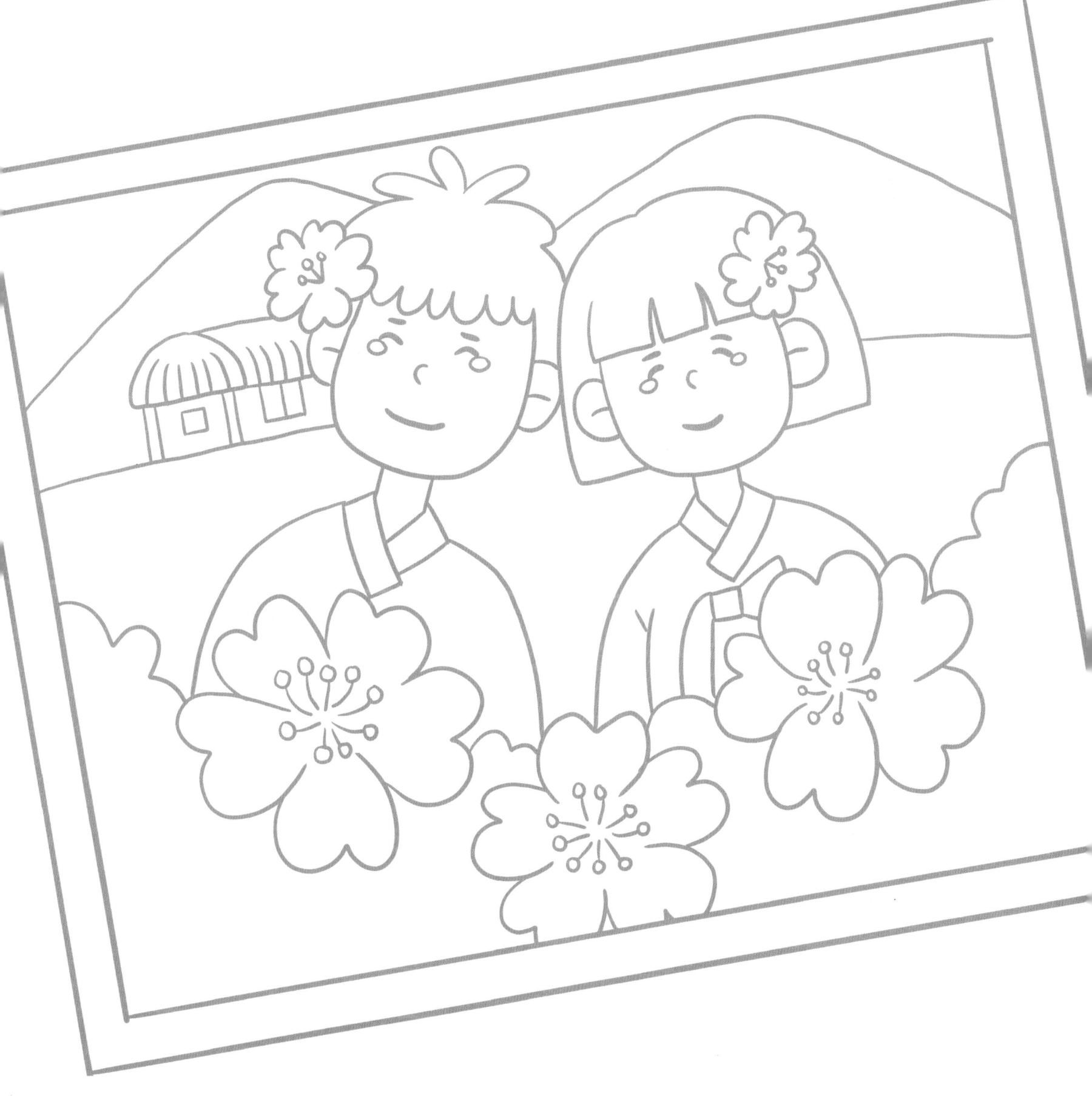

2 뇌운동 | 관련 있는 것 찾기
꿈에 본 내 고향

오늘 날짜 ____월 ____일

서로 어울리는 것을 찾아 선으로 연결해 보세요.

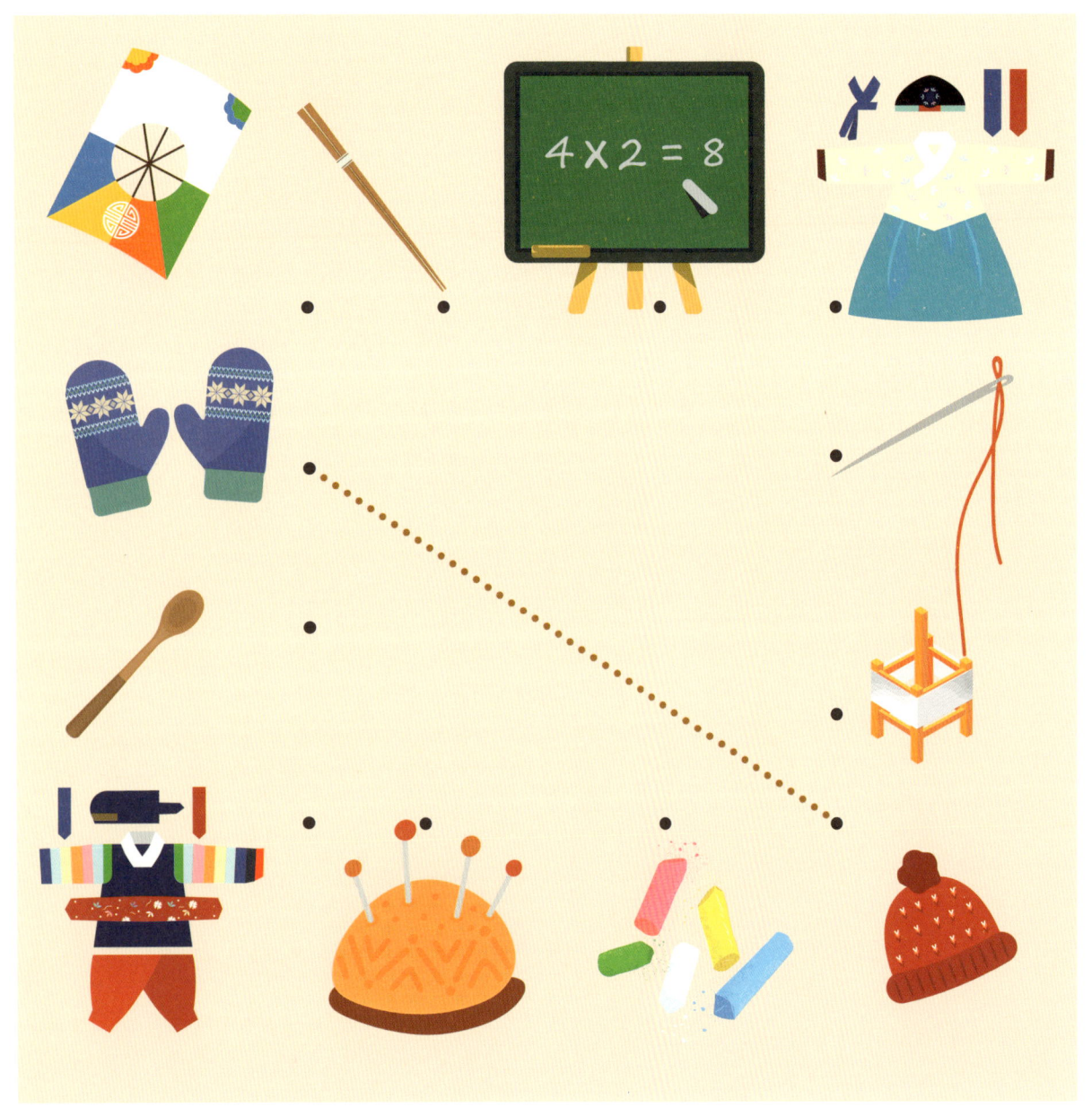

모두 6 쌍
찾은 것
____쌍

걸린 시간
____분
____초

노래부르기 2
꿈에 본 내 고향

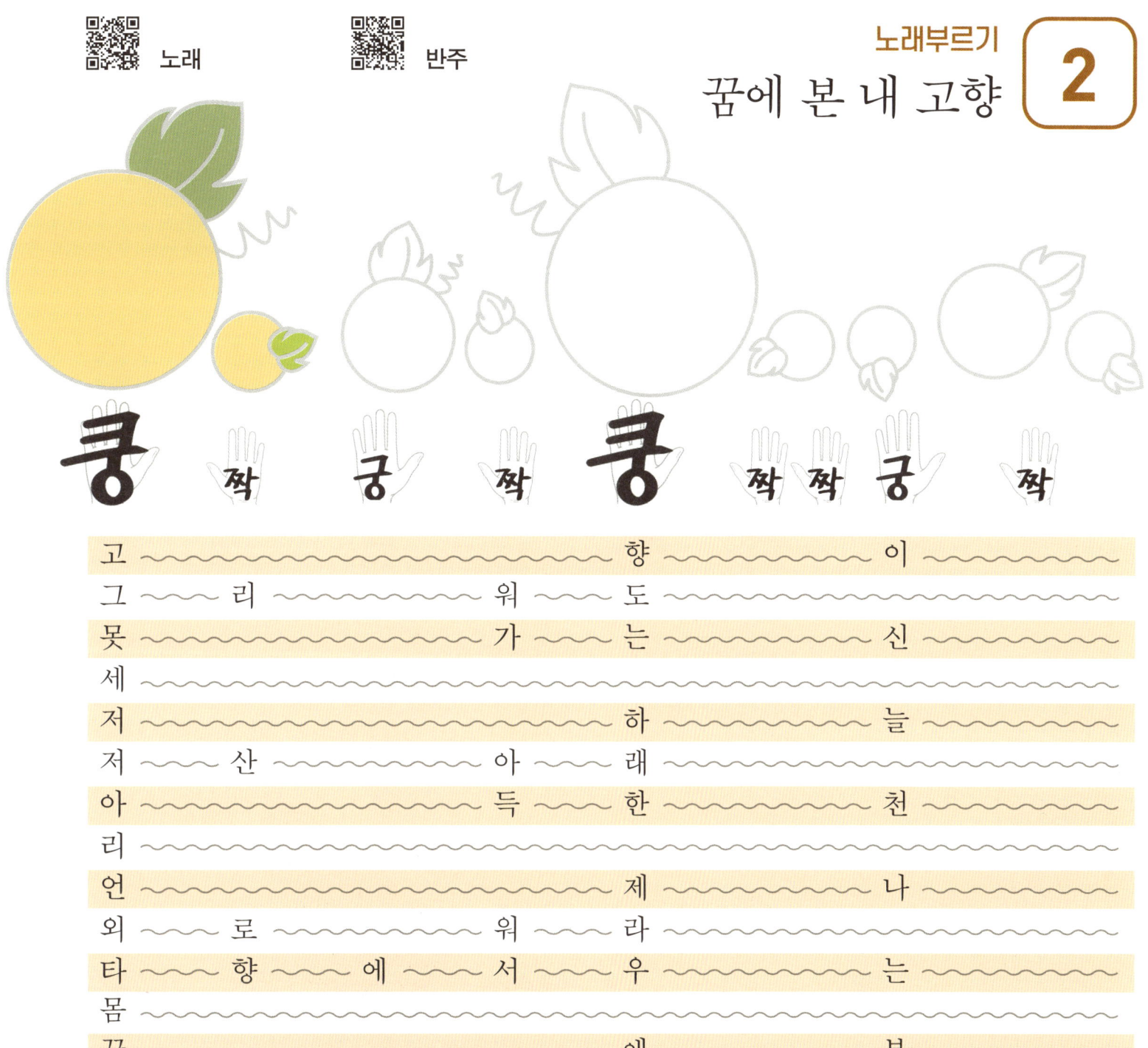

2 노래 부르며 색칠하기
꿈에 본 내 고향

말만 들어도
설레는 고향
내 부모,
내 형제,
고향 집,
맘껏 뛰놀던 뒷동산

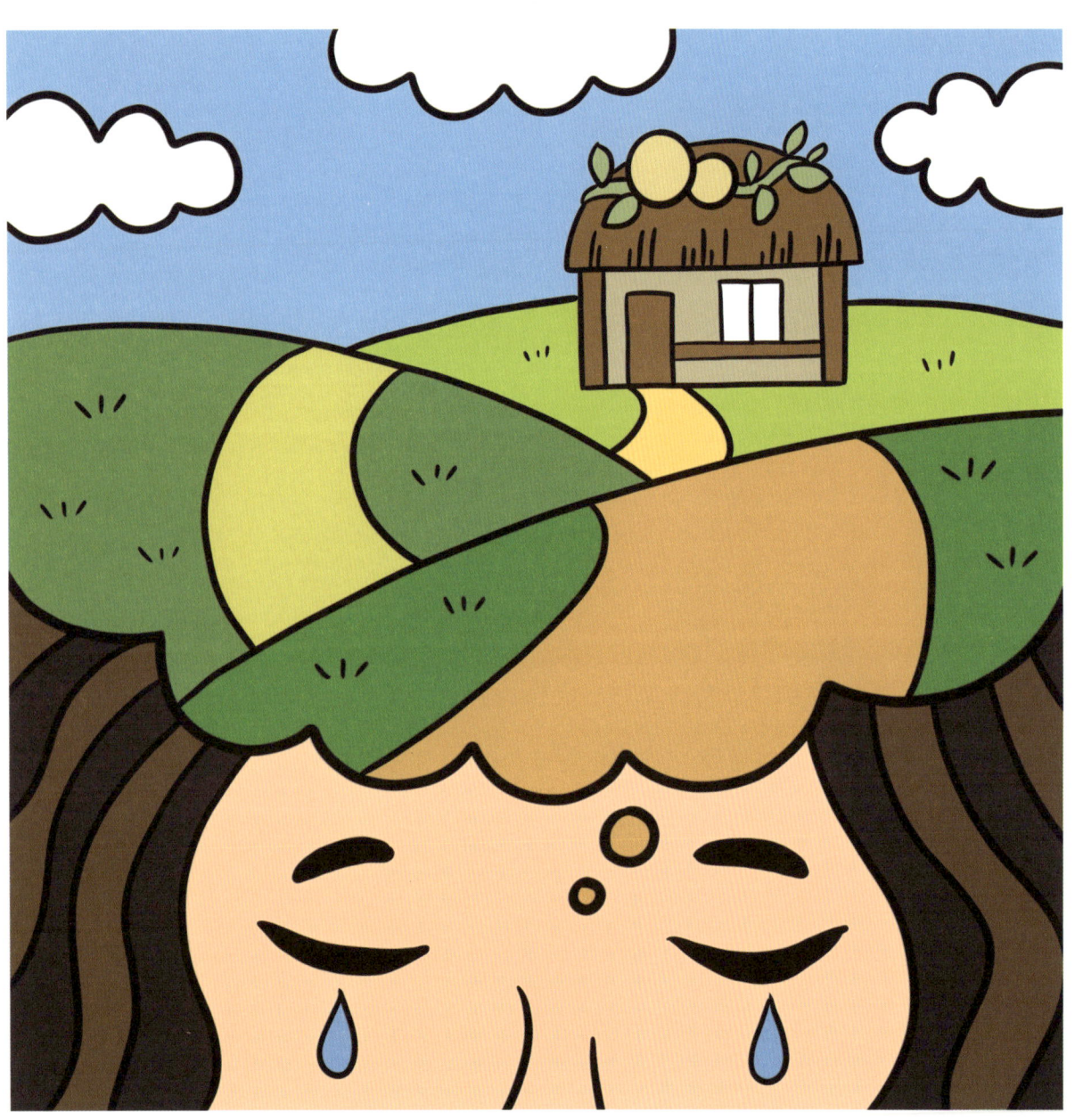

걸린 시간
_____ 분
_____ 초

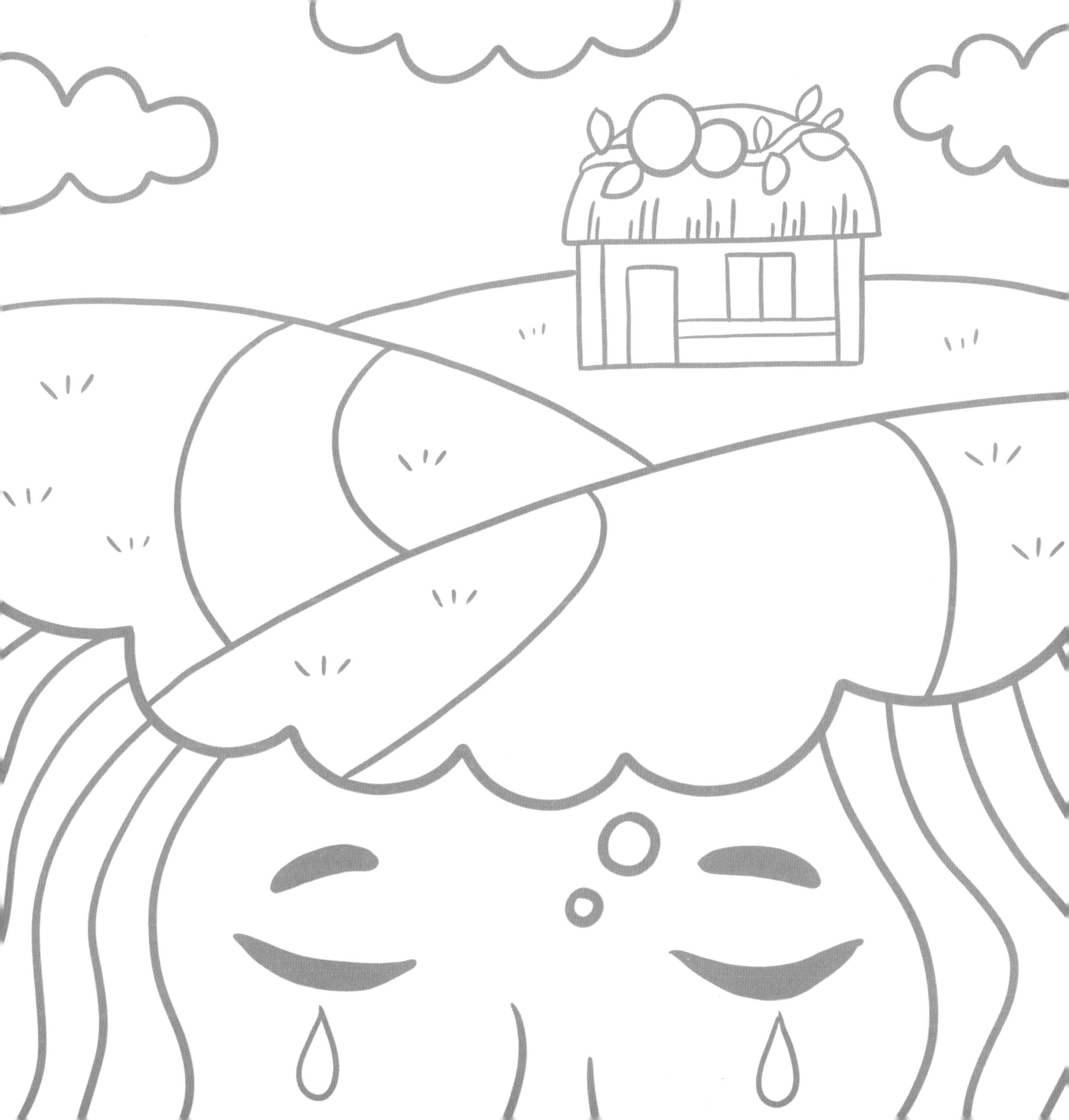

 **뇌운동 | 그림 완성하기**
비 내리는 고모령

오늘 날짜
____월 ____일

보기를 보고 그림의 나머지 부분을 그려 보세요. 색도 칠해 보세요.

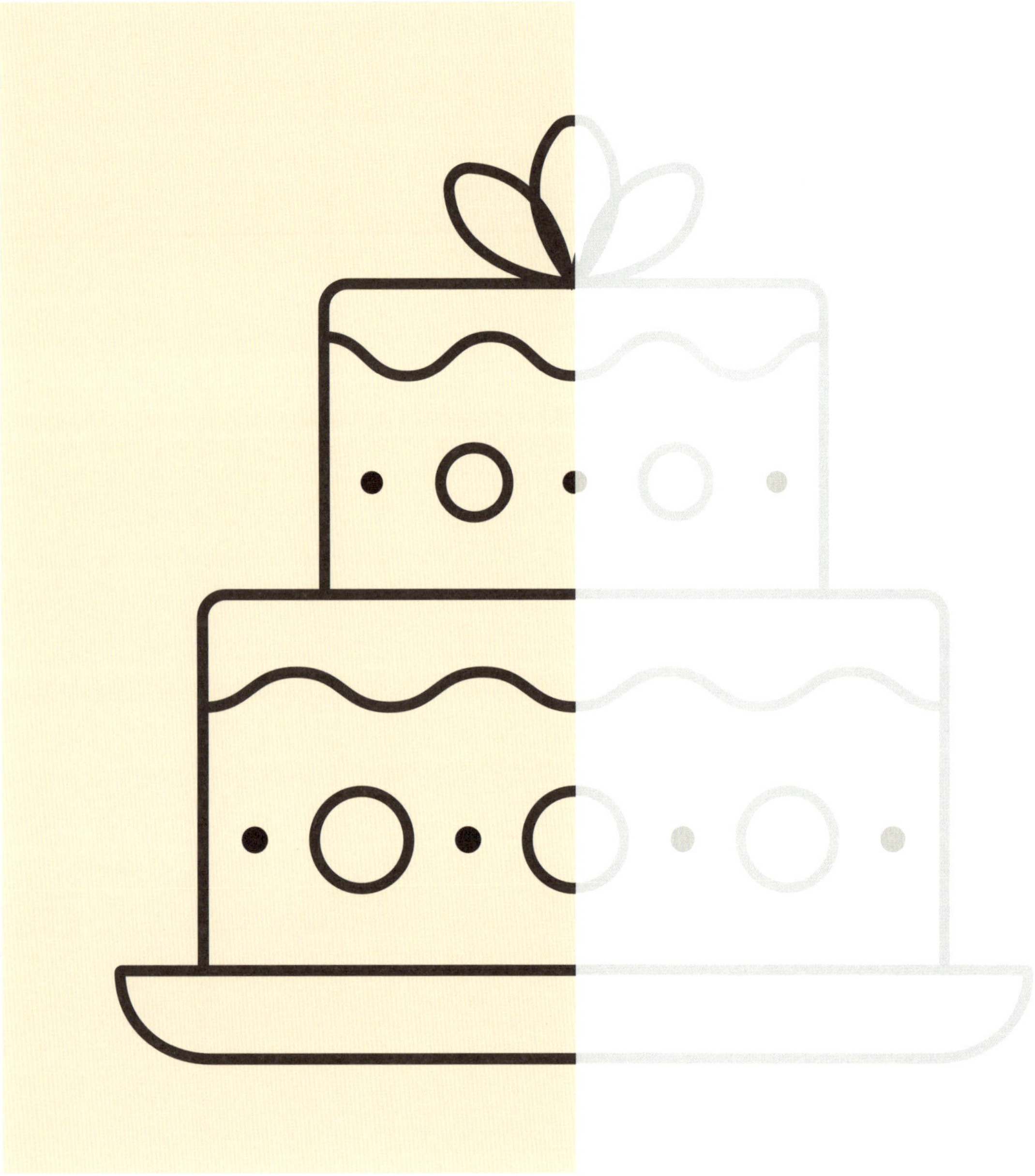

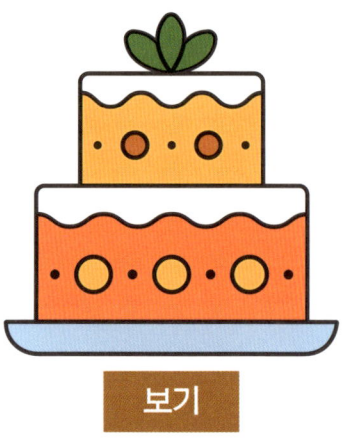

보기

걸린 시간
____분
____초

노래 부르기 3
비 내리는 고모령

 노래   반주

어머님의 손을 놓고 돌아설 때엔
부엉새도 울었다오 나도 울었소
가랑잎이 휘날리는 산마루턱을
넘어오던 그날 밤을 언제 넘느냐

 **노래 부르며 색칠하기**
비 내리는 고모령

장독대에
붉게 핀 맨드라미
절구에 찧고 꽃물 내어
송편 빚으시던 어머니

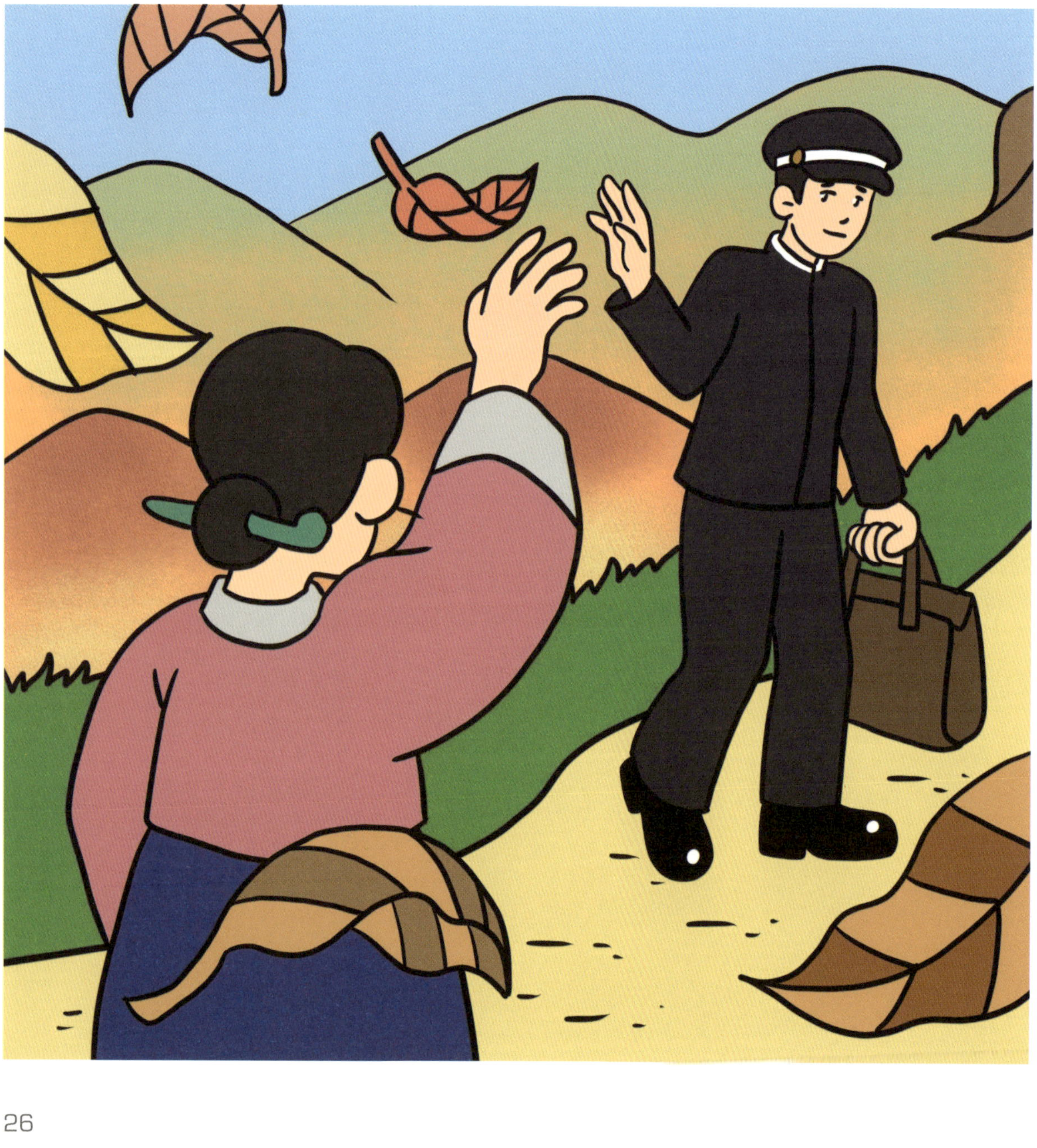

걸린 시간

_____ 분

_____ 초

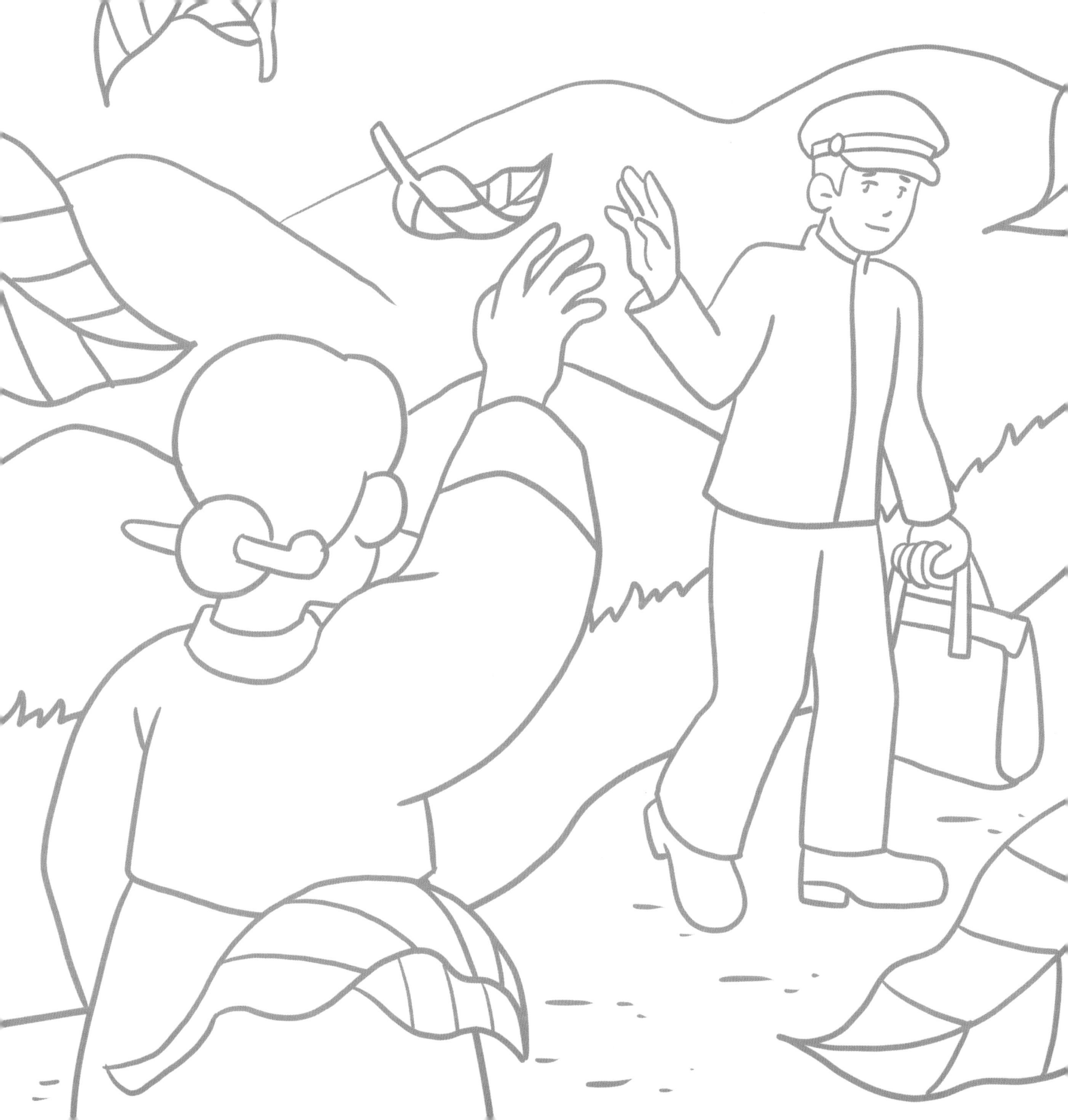

4 뇌운동 | 같은 그림 찾기

나그네 설움

오늘 날짜

_____월 _____일

다양한 부채가 있어요.

보기와 같은 모양의 부채를 찾아 모두 동그라미 치세요.

보기

 4 개

찾은 것 _____개

 4 개

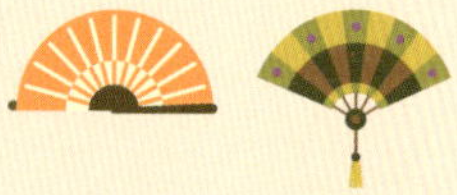

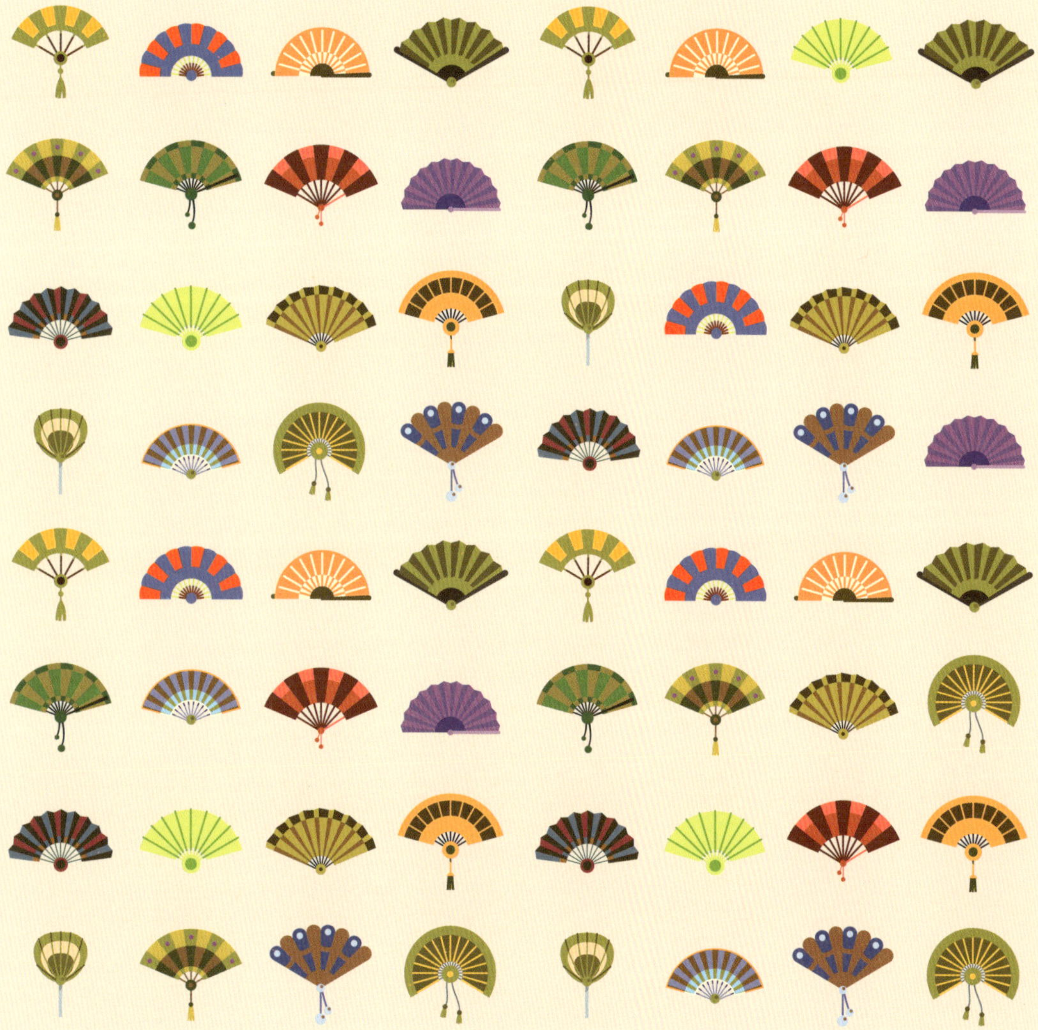

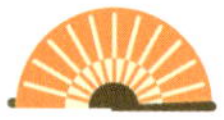

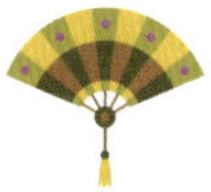

찾은 것 _____개

걸린 시간 _____분 _____초

노래 부르기 4
나그네 설움

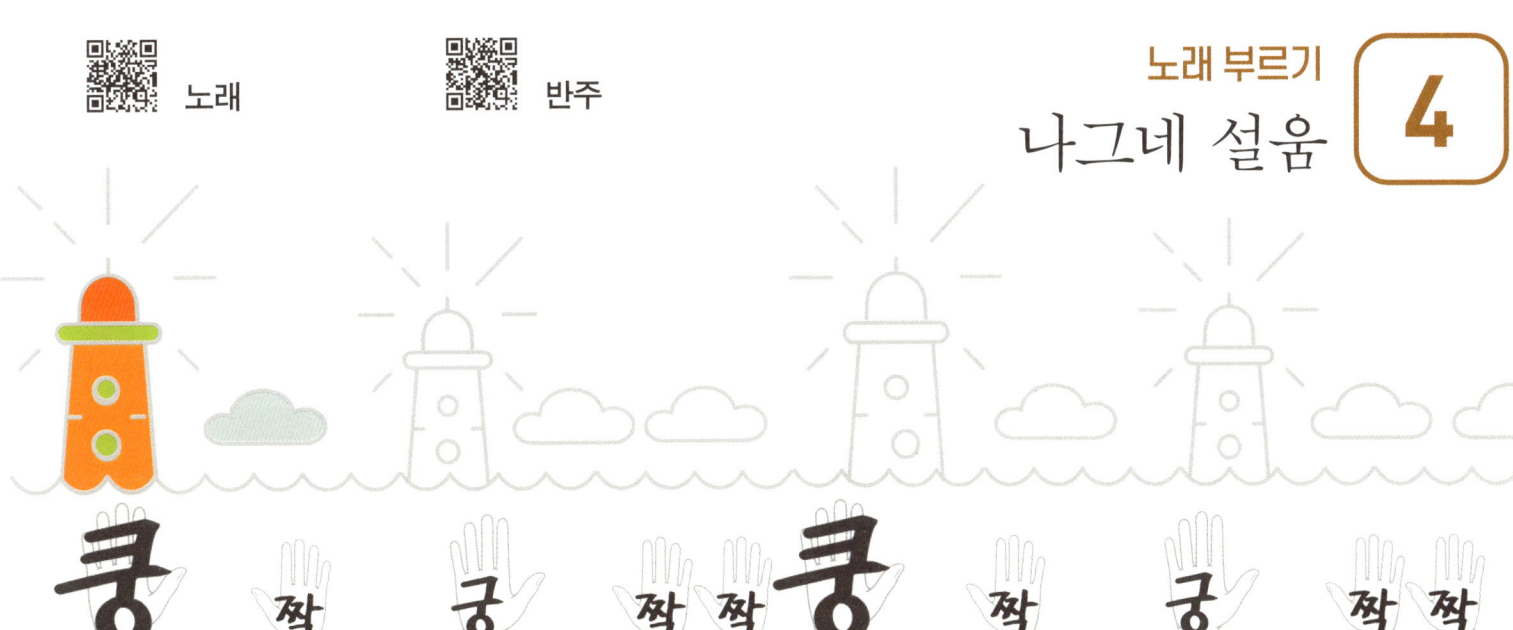

쿵 짝 궁 짝짝 쿵 짝 궁 짝짝

오~ 늘~도 걷~는~ 다~마~는~ 정~처~ 없~는~이~ 발~길~
지~ 나~ 온~ 자~ 죽~ 마~ 다~ 눈~ 물~ 고~ 였~ 다~
선~ 창~ 가~ 고~ 동~ 소~ 리~ 옛~ 님~이~ 그~리~워~
도~ 나~ 그~ 네~ 흐~를~ 길~은~ 한~이~ 없~어~ 라~

4 노래 부르며 색칠하기
나그네 설움

갈매기 끼룩끼루룩
뱃고동 붕붕
언제 다시 가 보려나
내 고향

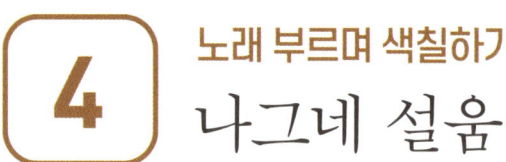

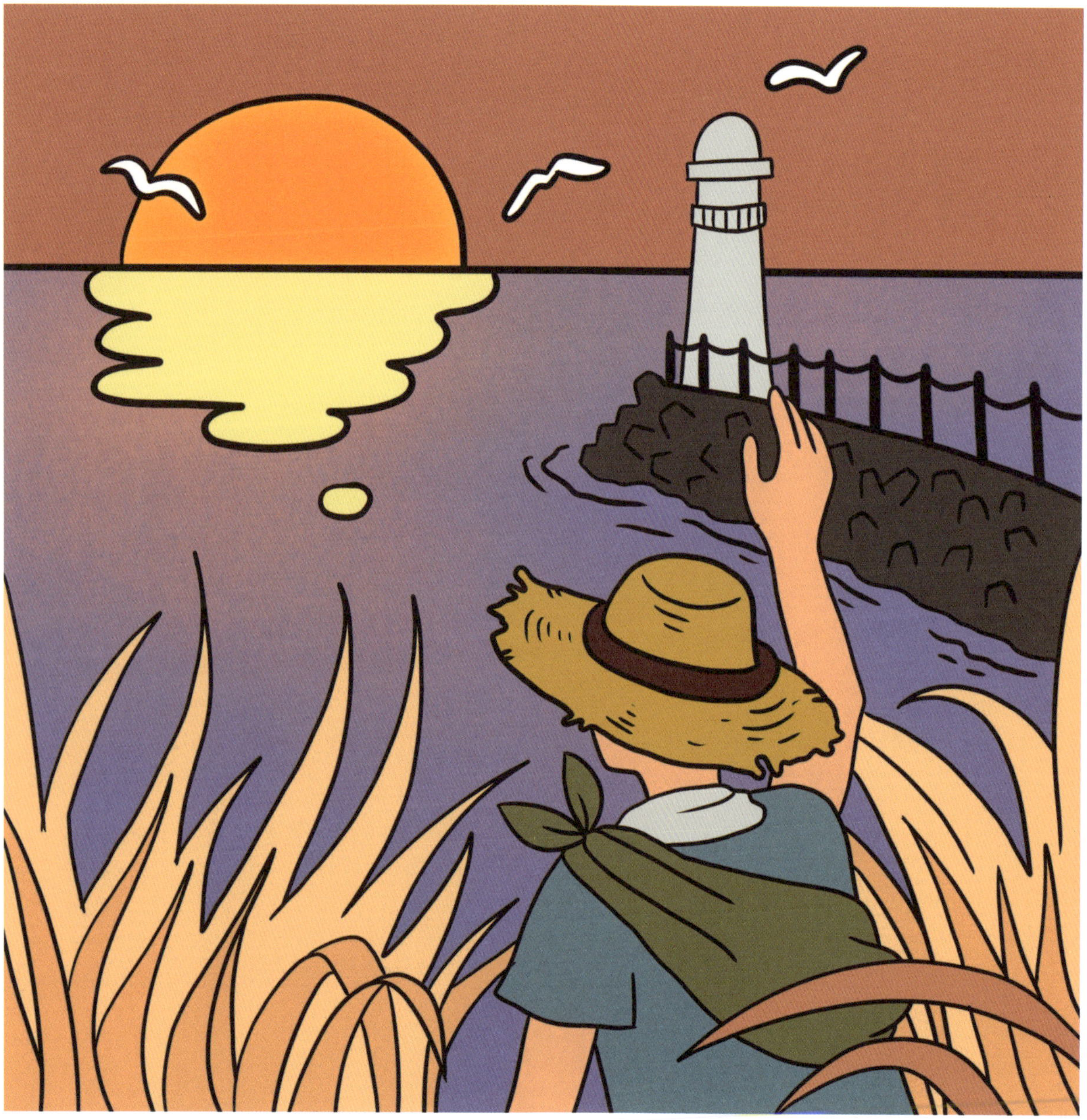

걸린 시간
_____ 분
_____ 초

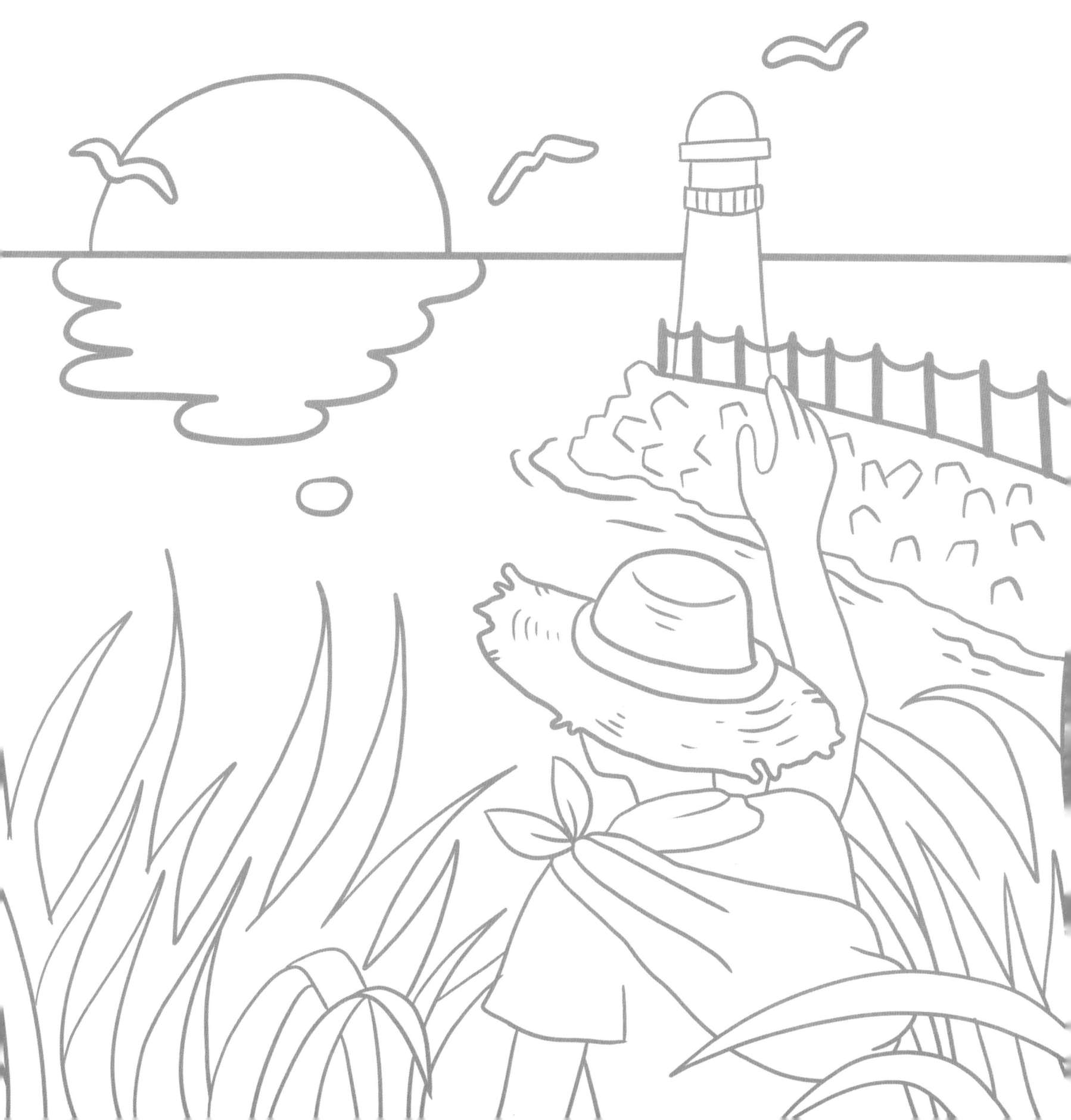

뇌운동 | 미로 찾기

5 코스모스 피어 있는 길

코스모스 꽃밭에 왔어요. 화살표를 따라 길을 찾아보세요.

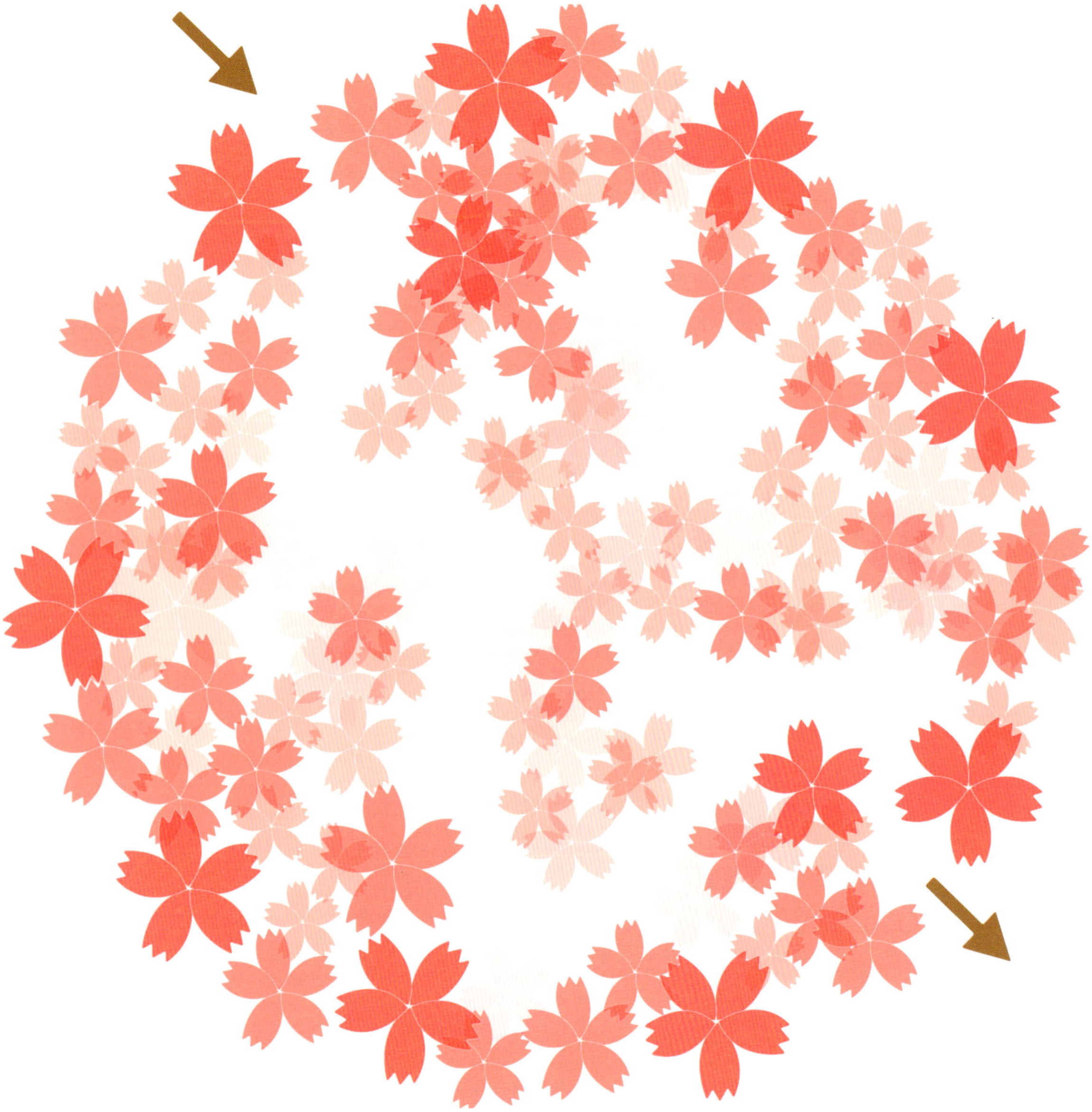

오늘 날짜

____월 ____일

걸린 시간

____분

____초

 노래　　 반주

노래 부르기 5
코스모스 피어 있는 길

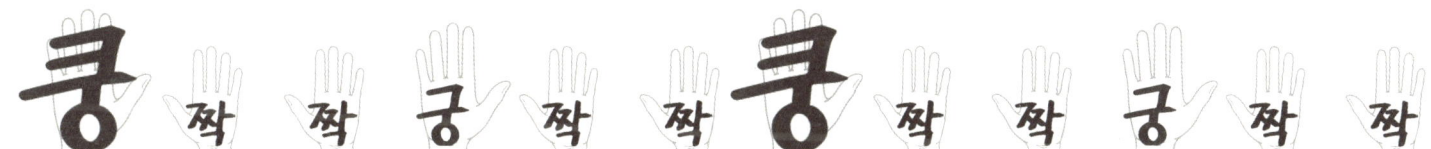

코 ～～	스 ～ 모 ～～	스 ～ 한 ～～	들 ～ 한 ～～～	들 ～
～ 피 ～ 어 ～ 있 ～	는 ～ 길			
향 ～～	기 ～ 로 ～～	운 ～ 가 ～～	을 ～ 길 ～～～	을 ～
걸 ～～	어 ～ 갑 ～	니 ～ 다		
기 ～～	다 ～ 리 ～～	는 ～ 마 ～～	음 ～ 같 ～～～	이 ～
～ 초 ～ 조 ～ 하 ～	여 ～ 라			
단 ～～	풍 ～ 같 ～～	은 ～ 마 ～～	음 ～ 으 ～～～	로 ～
노 ～～	래 ～ 합 ～	니 ～ 다		
길 ～～	어 ～～～	진 ～ 한 ～～	숨 ～ 이 ～～	
이 ～ 슬 ～ 에 ～ 맺 ～	혀 ～ 서			
찬 ～～	바 ～～～	람 ～ 미 ～～	워 ～ 서 ～～	
꽃 ～ 속 ～ 에 ～ 숨 ～ 었 ～～～	네			

5 노래 부르며 색칠하기
코스모스 피어 있는 길

집 앞에서 한들한들
나를 반기는 코스모스
다정한 얼굴
어머니 얼굴

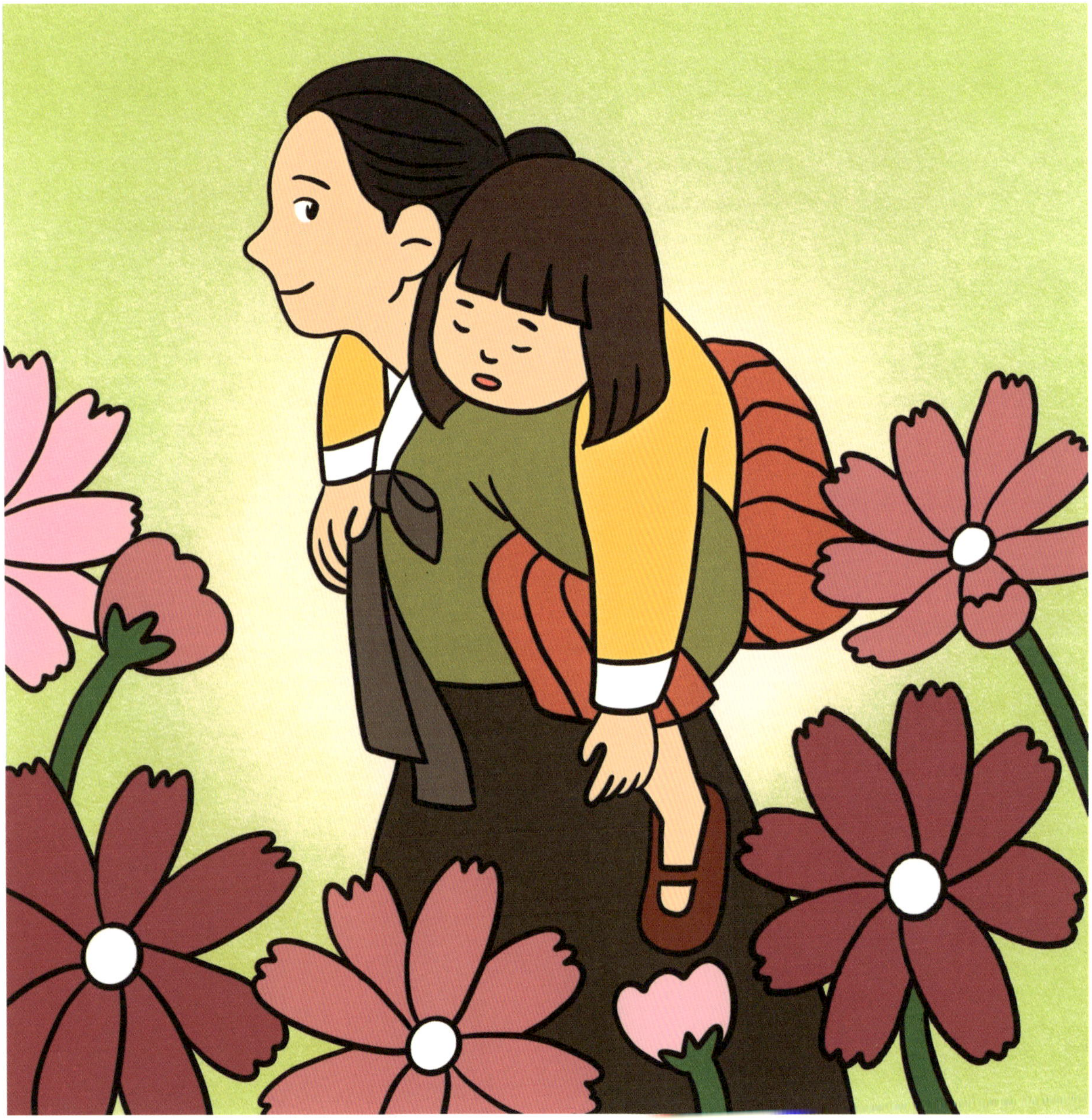

걸린 시간
_____ 분
_____ 초

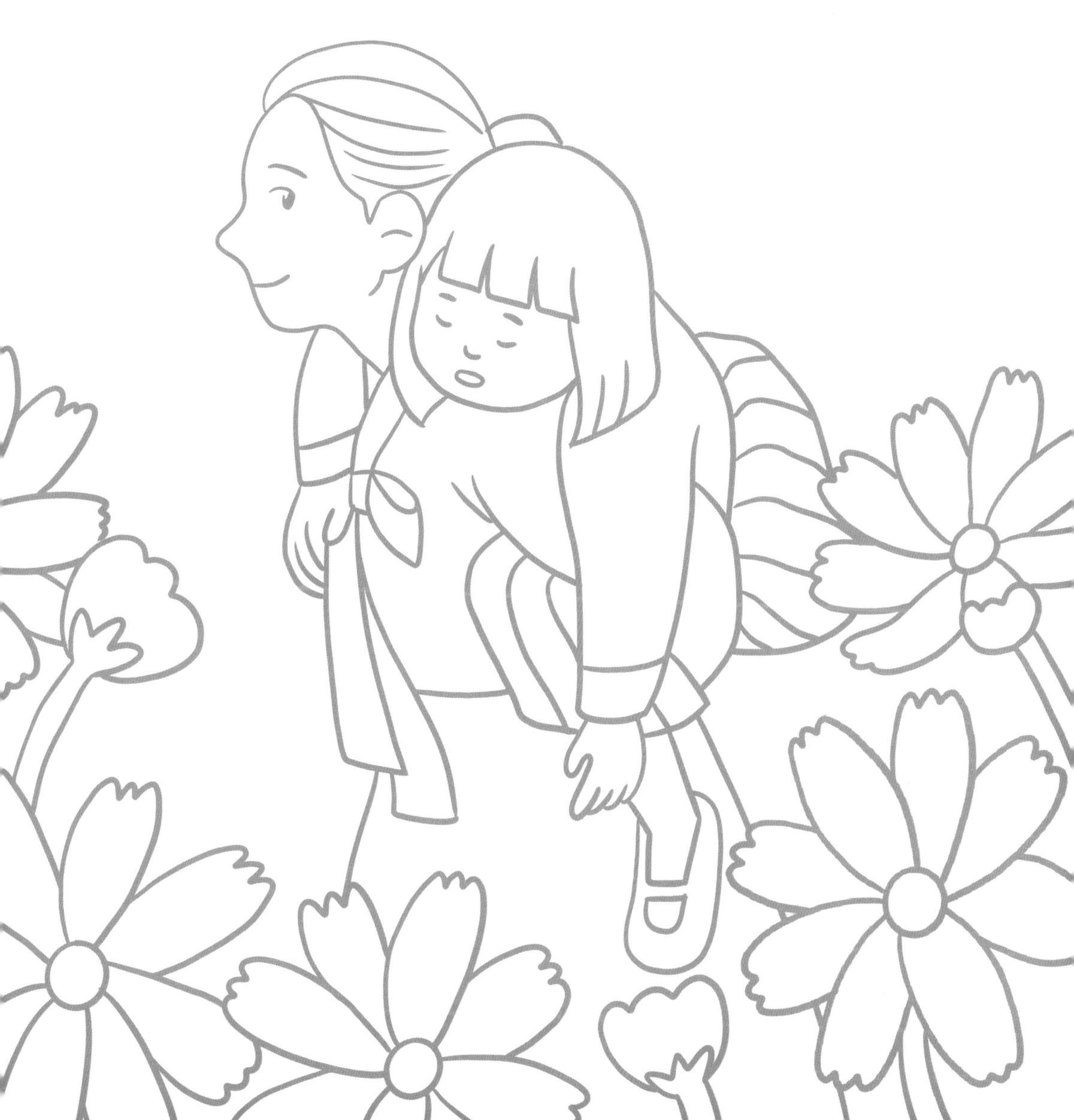

6 뇌운동 | 다른 곳 찾기
타향살이

오늘 날짜 ___월 ___일

그림에서 다른 곳을 찾아보세요.

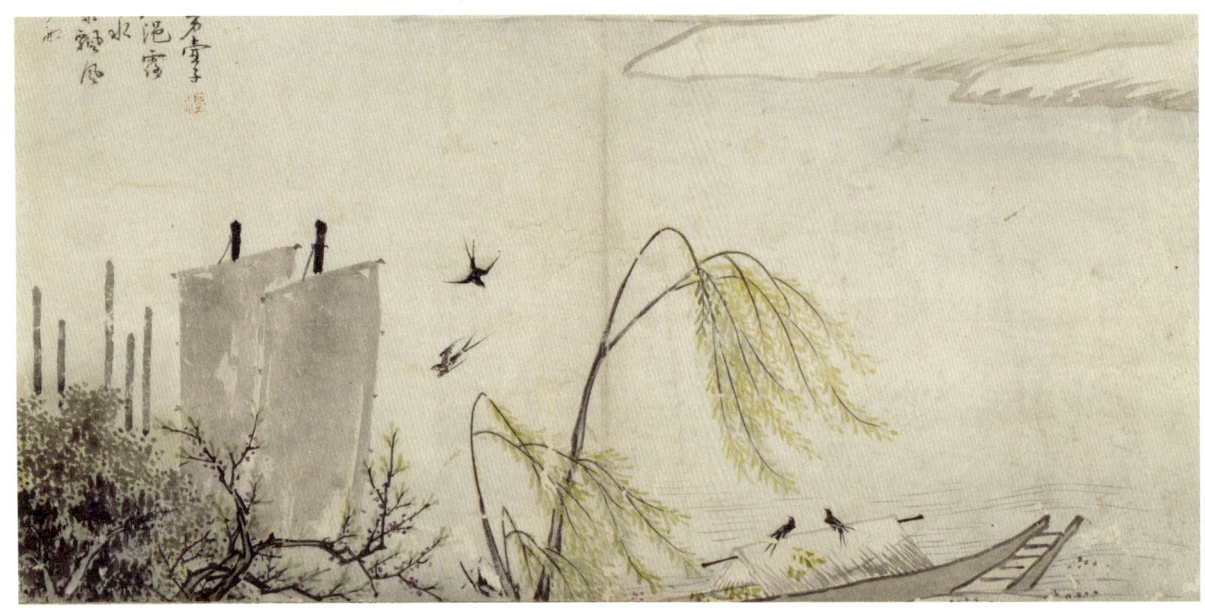

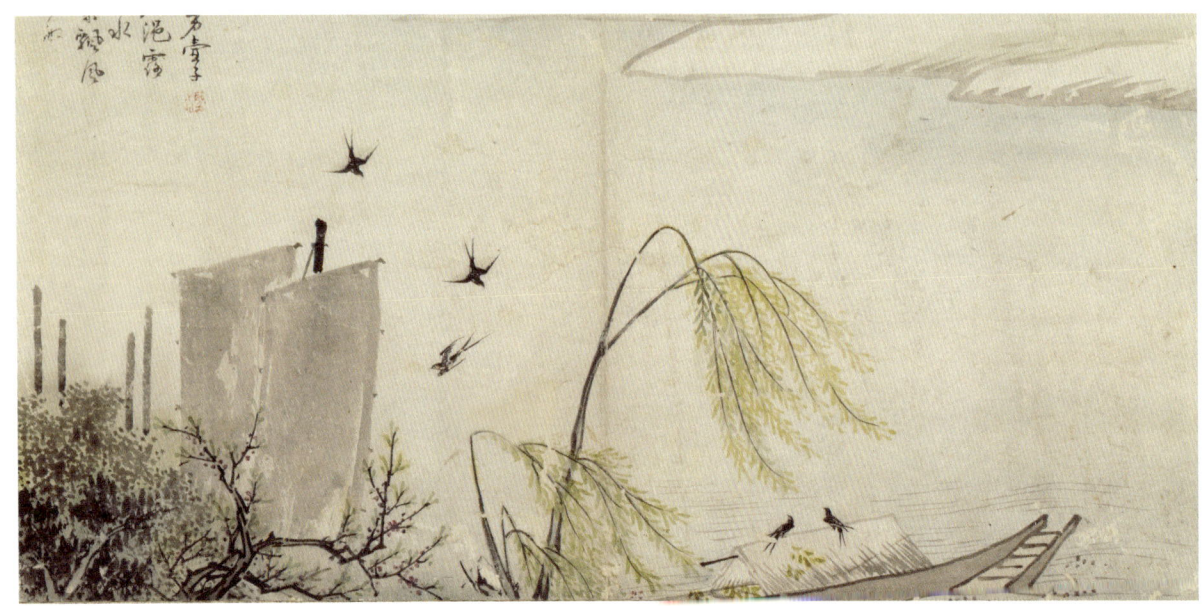

모두 5개
찾은 것
_____ 개

걸린 시간
_____ 분
_____ 초

 노래　　 반주

노래 부르기 6
타향살이

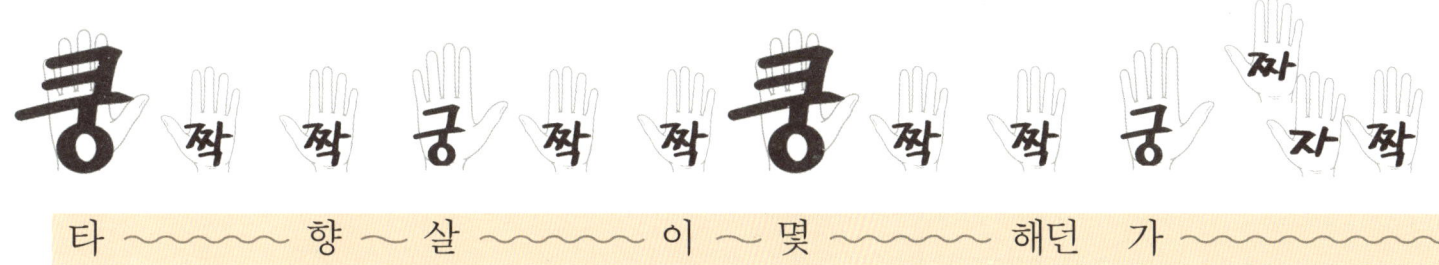

| 쿵 | 짝 | 짝 | 궁 | 짝 | 짝 | 쿵 | 짝 | 짝 | 궁 | 짜 자 짝 |

타～～～향～살～～～이～몇～～～해던 가～
손～꼽～아～헤～～～어보 니～～～
고～～～향～떠～～～난～십～여～년～에～
청～춘～만～늙～～～어～～～

6 노래 부르며 색칠하기
타향살이

고향 땅
한번 밟아 봤으면
근방이라도
한번 가 봤으면
눈 감아도 떠오르는
내 고향

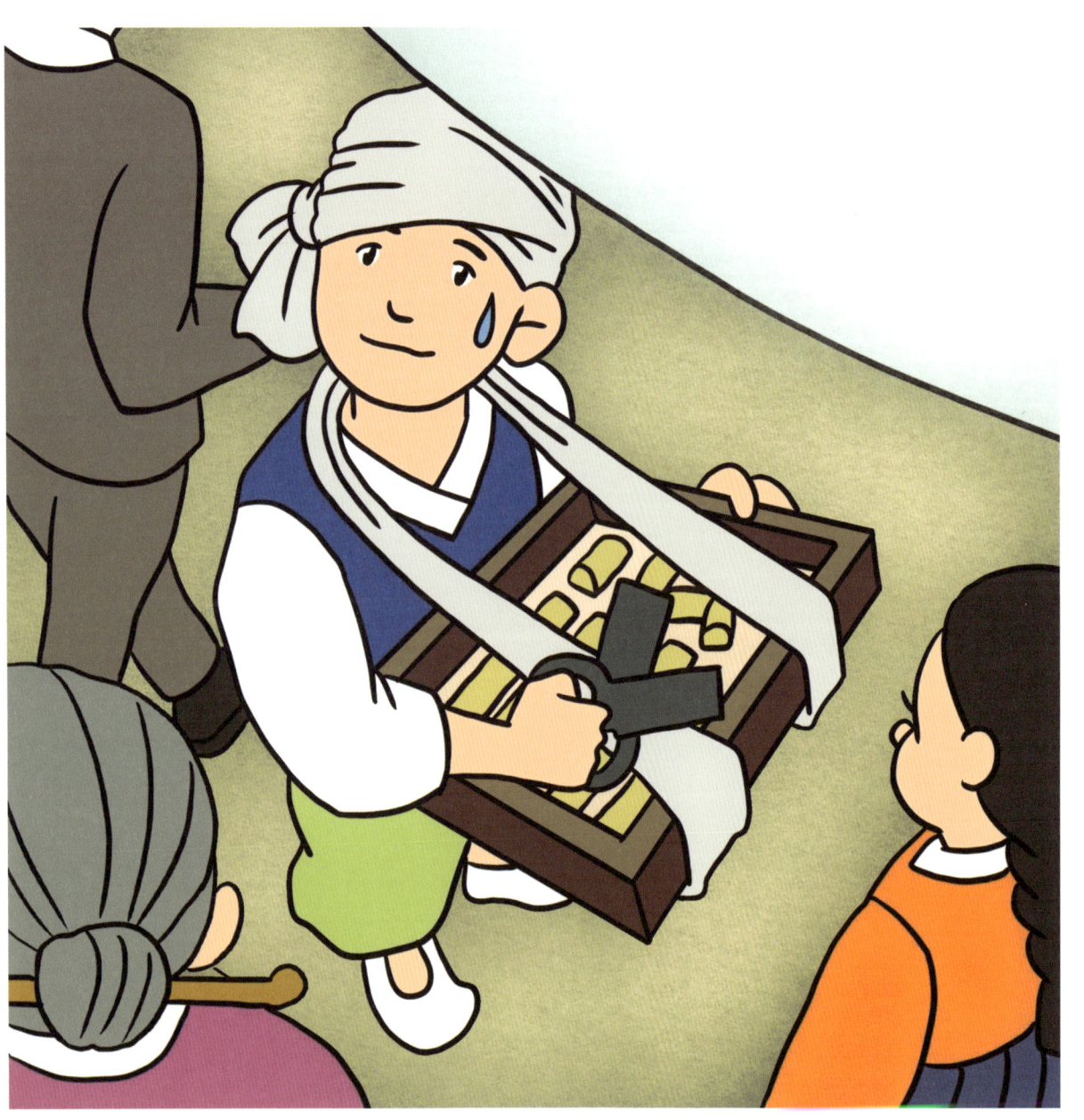

걸린 시간
_____ 분
_____ 초

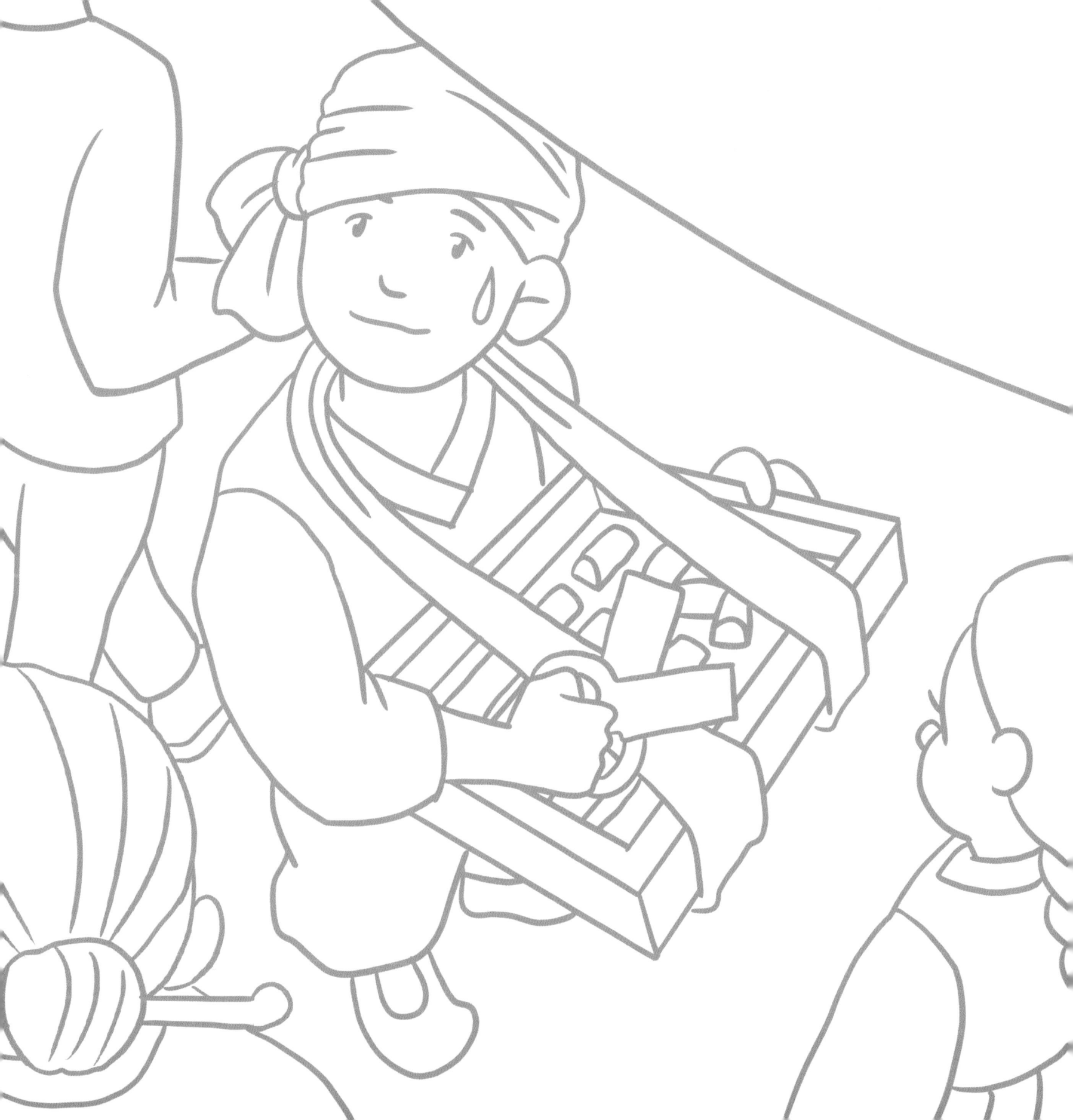

7 단장의 미아리고개

뇌운동 | 같은 그림 연결하기

오늘 날짜 ____월 ____일

같은 모양을 따라가 길을 완성해 보세요. 길이 끊기면 안 돼요.

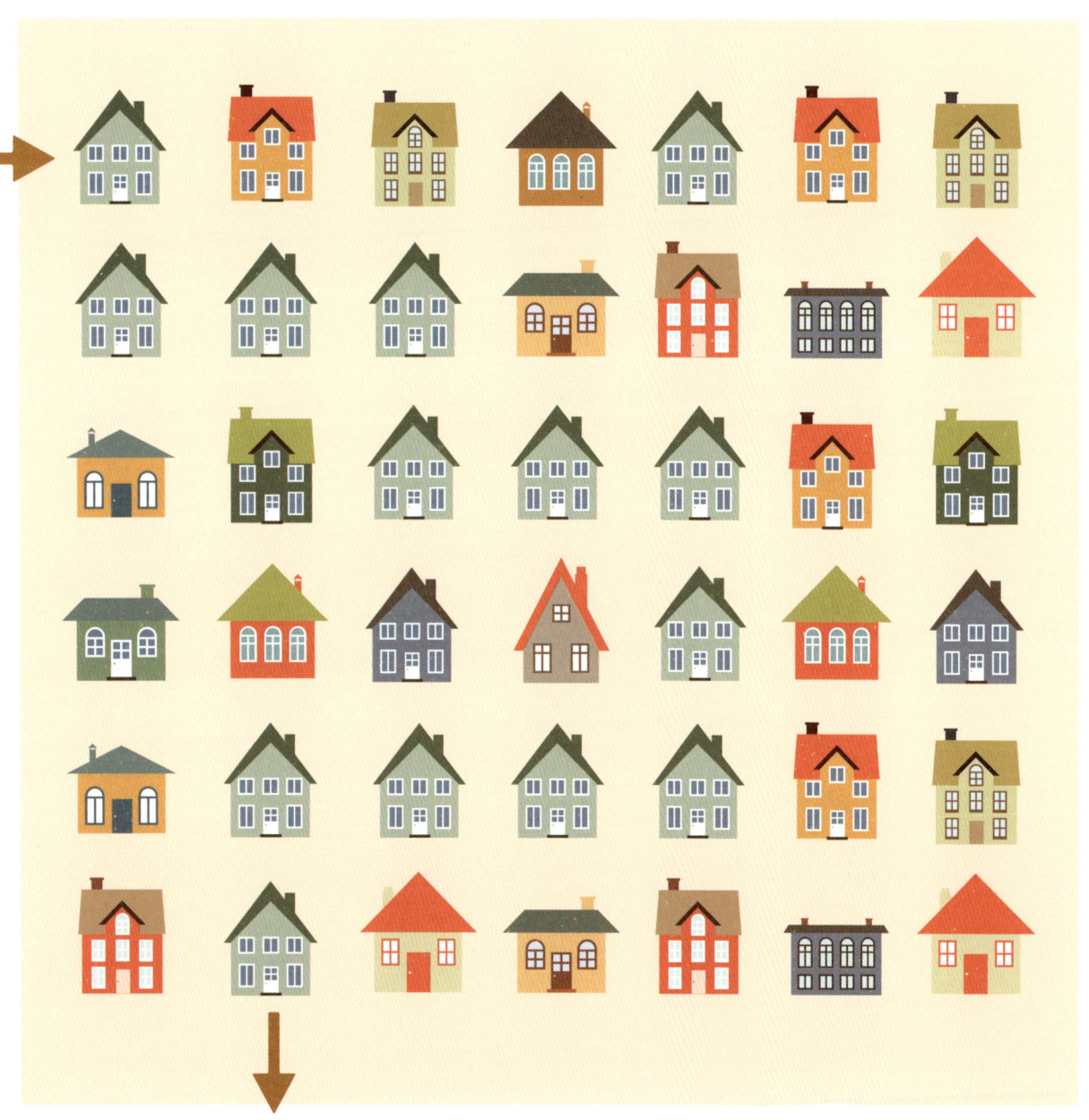

걸린 시간
____분
____초

노래 부르기 7
단장의 미아리고개

노래 　 반주

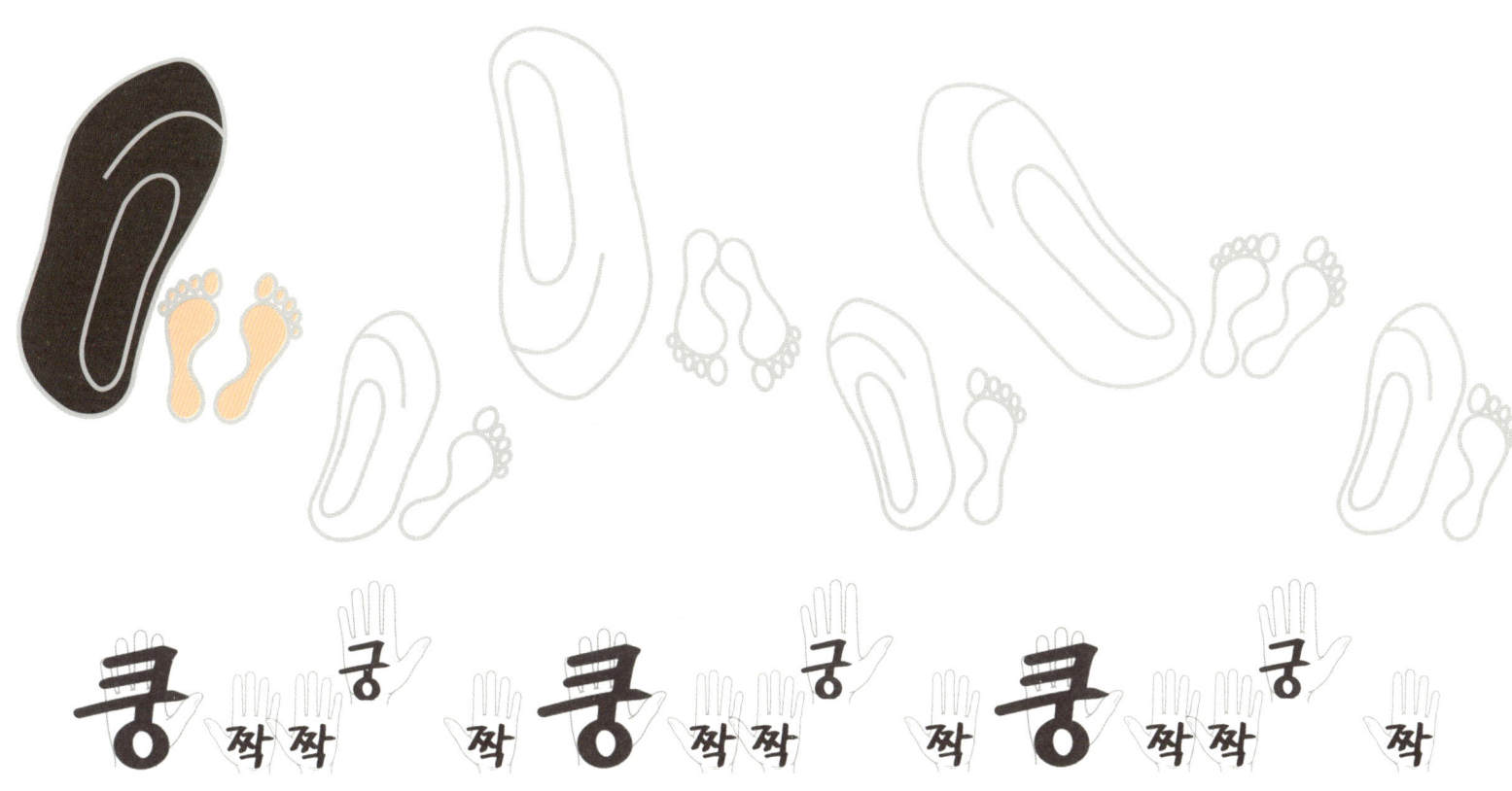

미				아		리		눈	물	고
개			님이	넘	던	이	별			고
개						화약	연	기		
앞	을	가	려	눈	못	뜨	고	헤매	일	때
	당	신		은			철사	줄로	두손	꽁꽁
묶인	채	로		뒤	돌아	보	고	또돌	아보	고
	맨	발	로	절	며	절	며	끌려	가	신
이	고	개	여		한	많	은			
미	아	리	고	개						

7 노래 부르며 색칠하기
단장의 미아리고개

탕탕 총소리
펑펑 폭격 소리
엄마 말씀 잘 듣고
집 잘 지키라던 아버지
꼭 살아서 만나자던
아버지

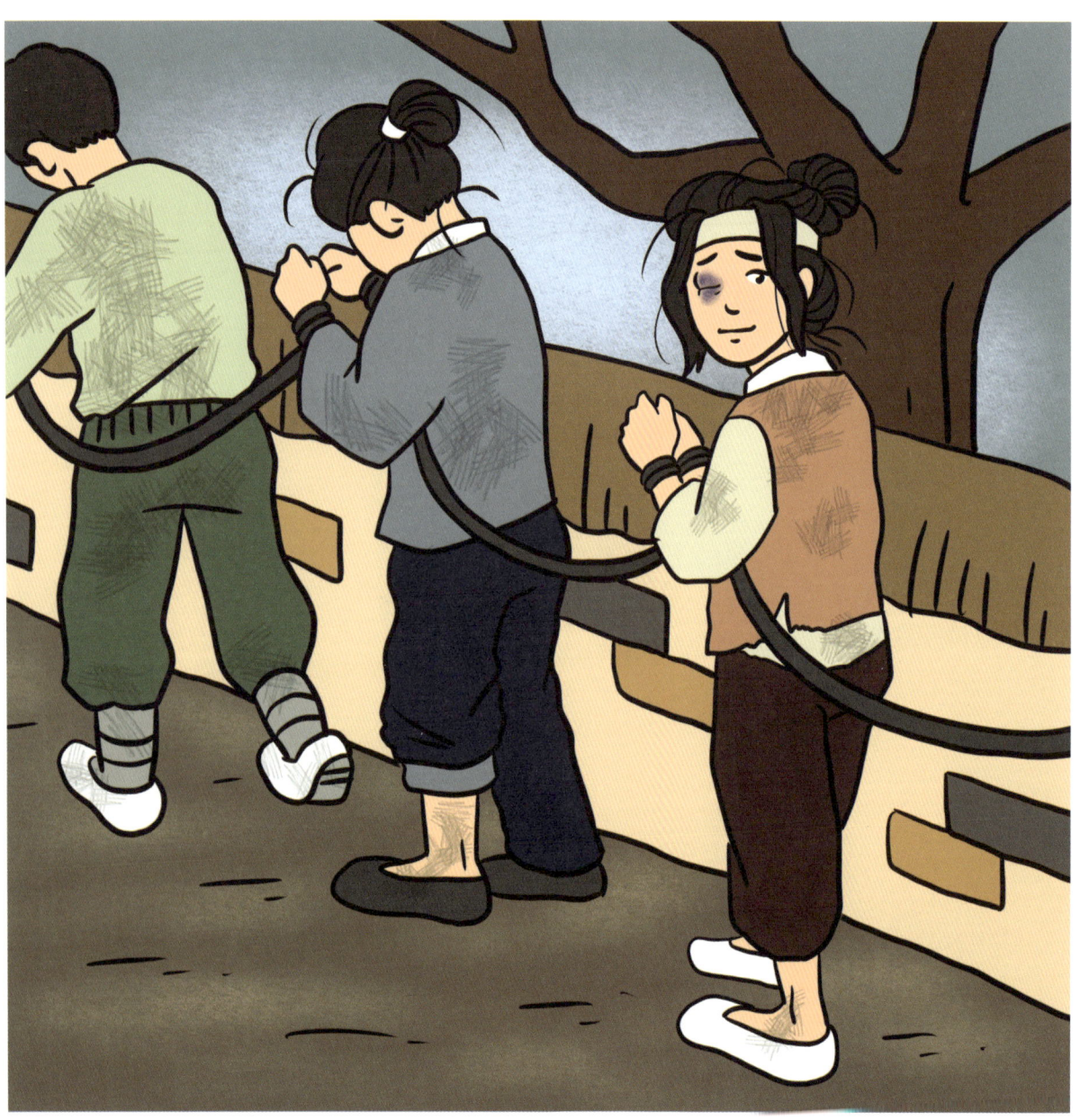

걸린 시간
_____ 분
_____ 초

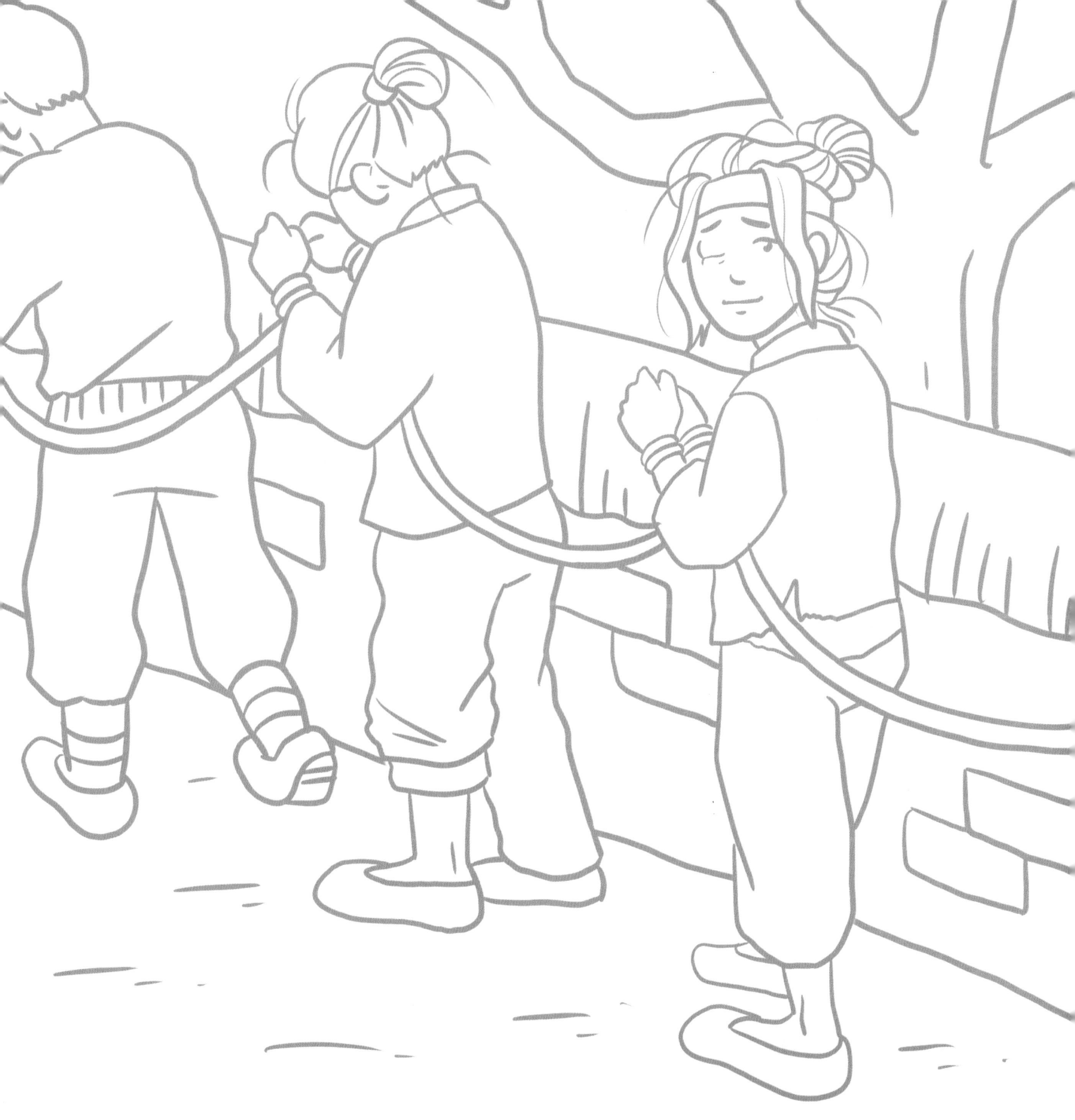

8 고향초

뇌운동 | 똑같이 그리기

오늘 날짜 ___월 ___일

왼쪽과 똑같이 그리고 색칠해 보세요.

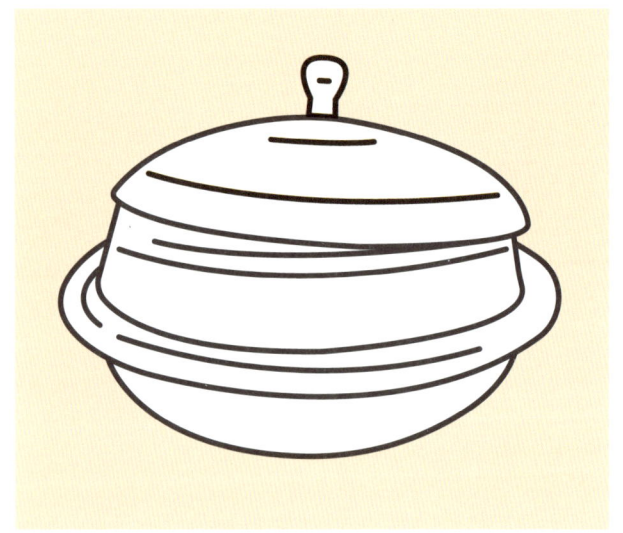
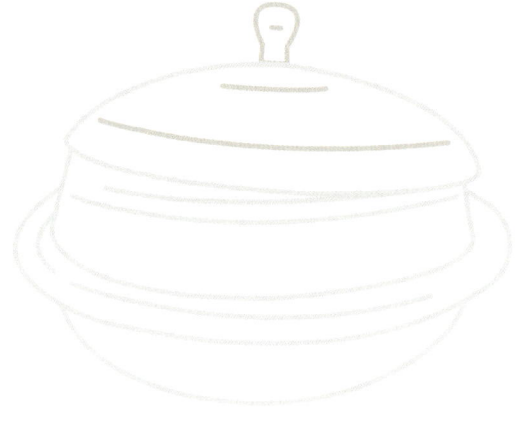
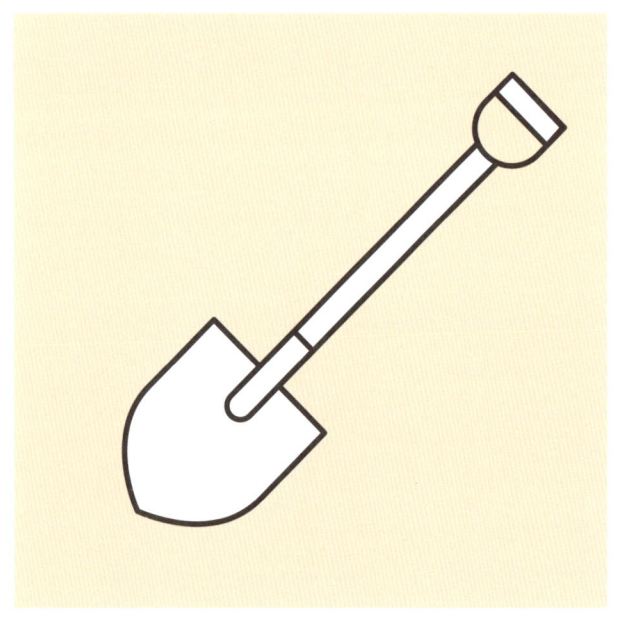
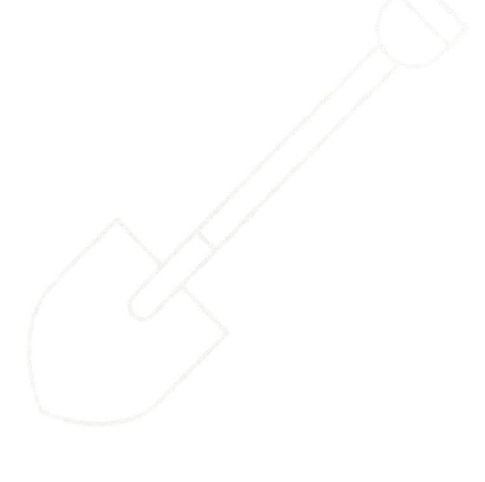

걸린 시간
___분
___초

 노래  반주

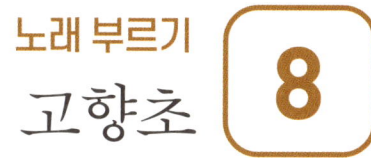

노래 부르기
고향초 8

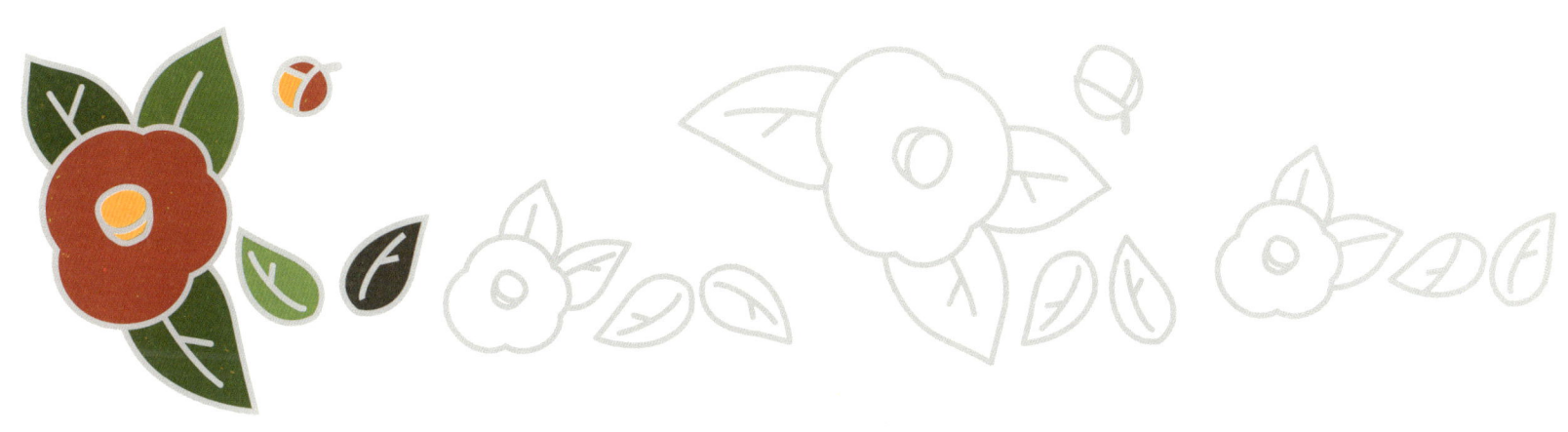

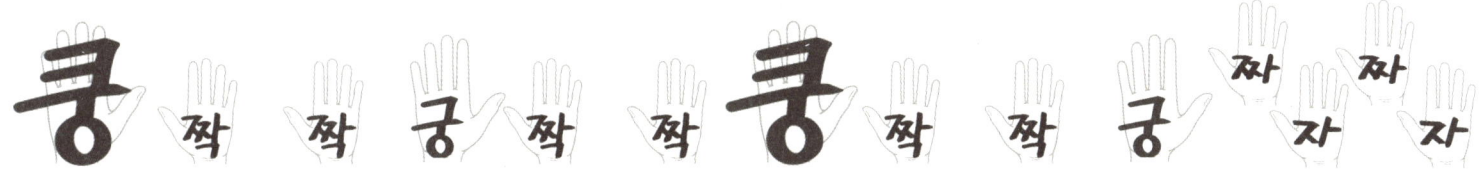

| 남~~~쪽~나~~~라~바~다~멀~리~~~ |
| 물~새~가~날~~~으~고~~~ |
| 뒷~~~동~산~~~에~동~백~꽃~도~~~ |
| 곱~~~게~피~~~는~데 |
| 뽕~~~을~따~~~던~아~가~씨~들~~~ |
| 서~~~울~로~~~가~네 |
| 정~~~든~사~~~람~정~~~든~고~~~향~ |
| 잊~~~었단 말~~~이~냐 |

8 노래 부르며 색칠하기
고향초

돈 벌러 서울 간 친구
재 넘어 시집간 친구
고향 떠난 내 친구들
동백꽃처럼
겨울바람 견디고
잘 살아 내길

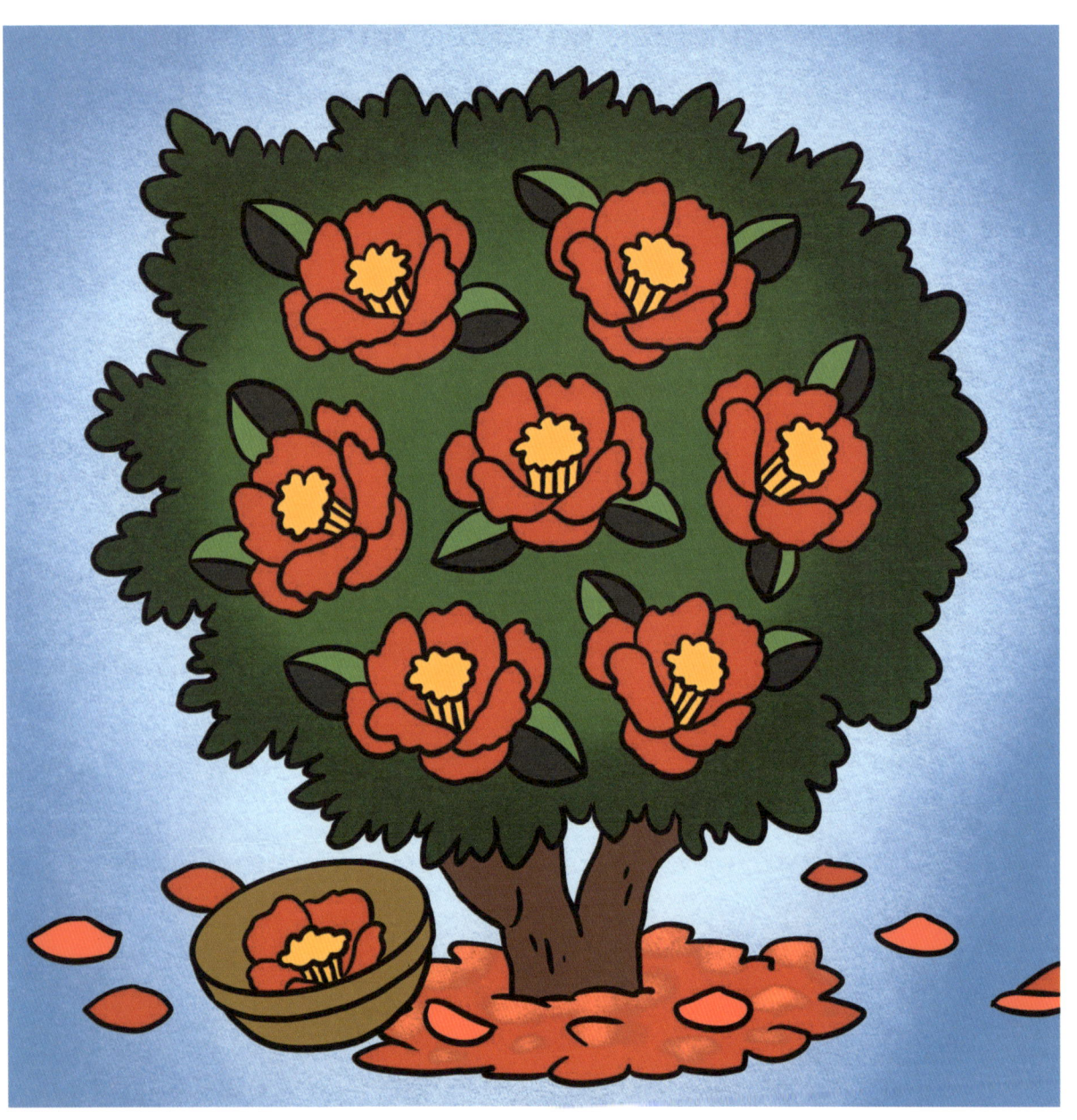

걸린 시간
_____ 분
_____ 초

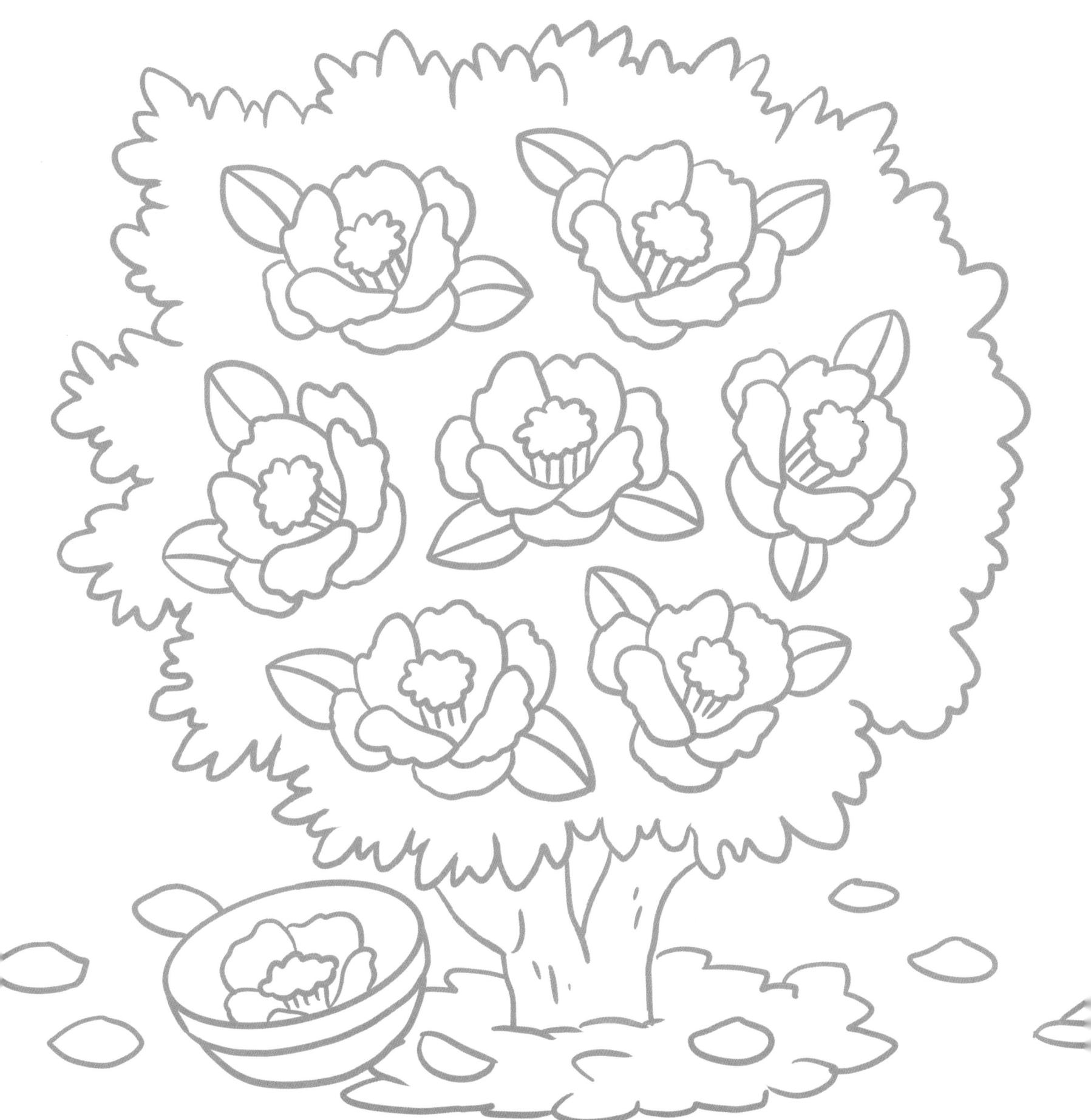

뇌운동 | 순서대로 따라 그리기

고향무정

오늘 날짜 _____월 _____일

그림을 순서대로 따라 그려 보세요. 완성된 작품에 색칠도 해보세요.

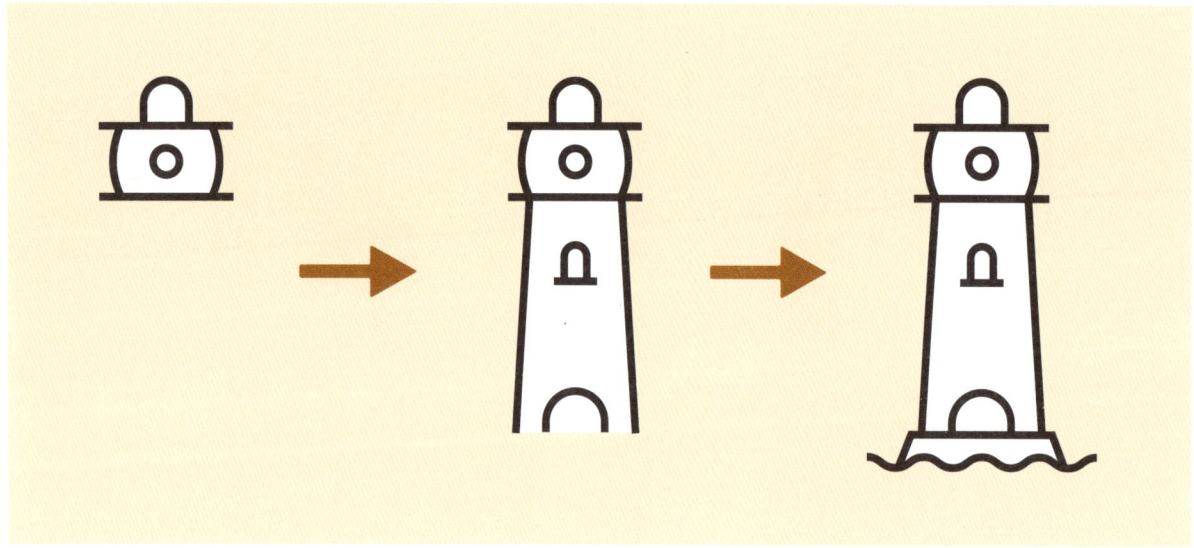

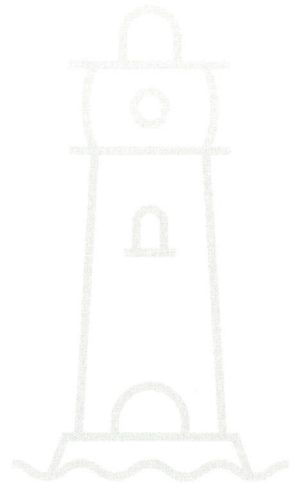

걸린 시간
_____분
_____초

노래 부르기 9
고향무정

 노래    반주

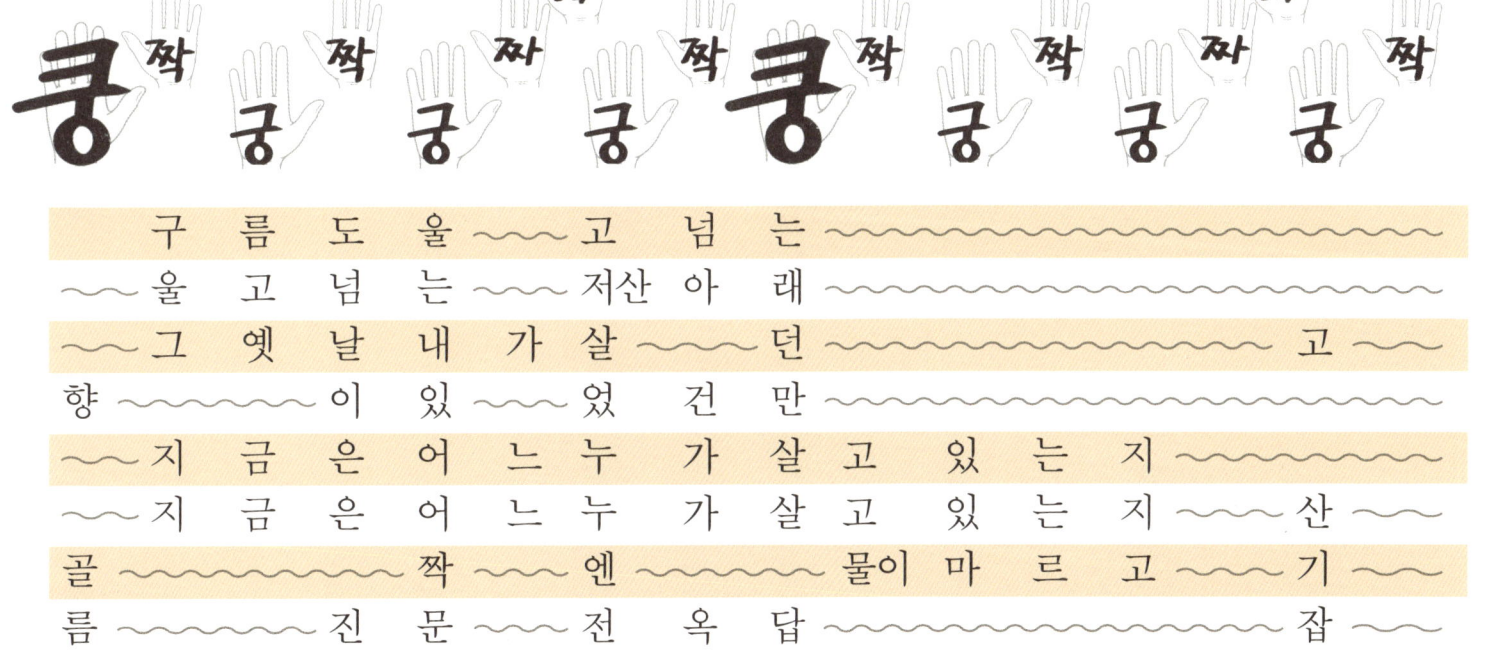

| 쿵 | 짝 | 궁 | 짝 | 궁 | 짜자 | 궁 | 짝 | 쿵 | 짝 | 궁 | 짝 | 궁 | 짜자 | 궁 | 짝 |

구름도 울~고 넘는
~울 고 넘 는 ~ 저 산 아 래
~ 그 옛 날 내 가 살 ~ 던 ~ 고 ~
향 ~ 이 있 ~ 었 건 만
~ 지 금 은 어 느 누 가 살 고 있 는 지 ~
~ 지 금 은 어 느 누 가 살 고 있 는 지 ~ 산 ~
골 ~ 짝 ~ 엔 ~ 물 이 마 르 고 ~ 기
름 ~ 진 문 ~ 전 옥 답 ~ 잡
초 ~ 에 묻 ~ 혀 있 네

9 노래 부르며 색칠하기
고향무정

봄에 진달래 따 먹고
여름이면 냇가에서
물장구치고
가을이면 밤 줍고
겨울이면
얼음 지치고…

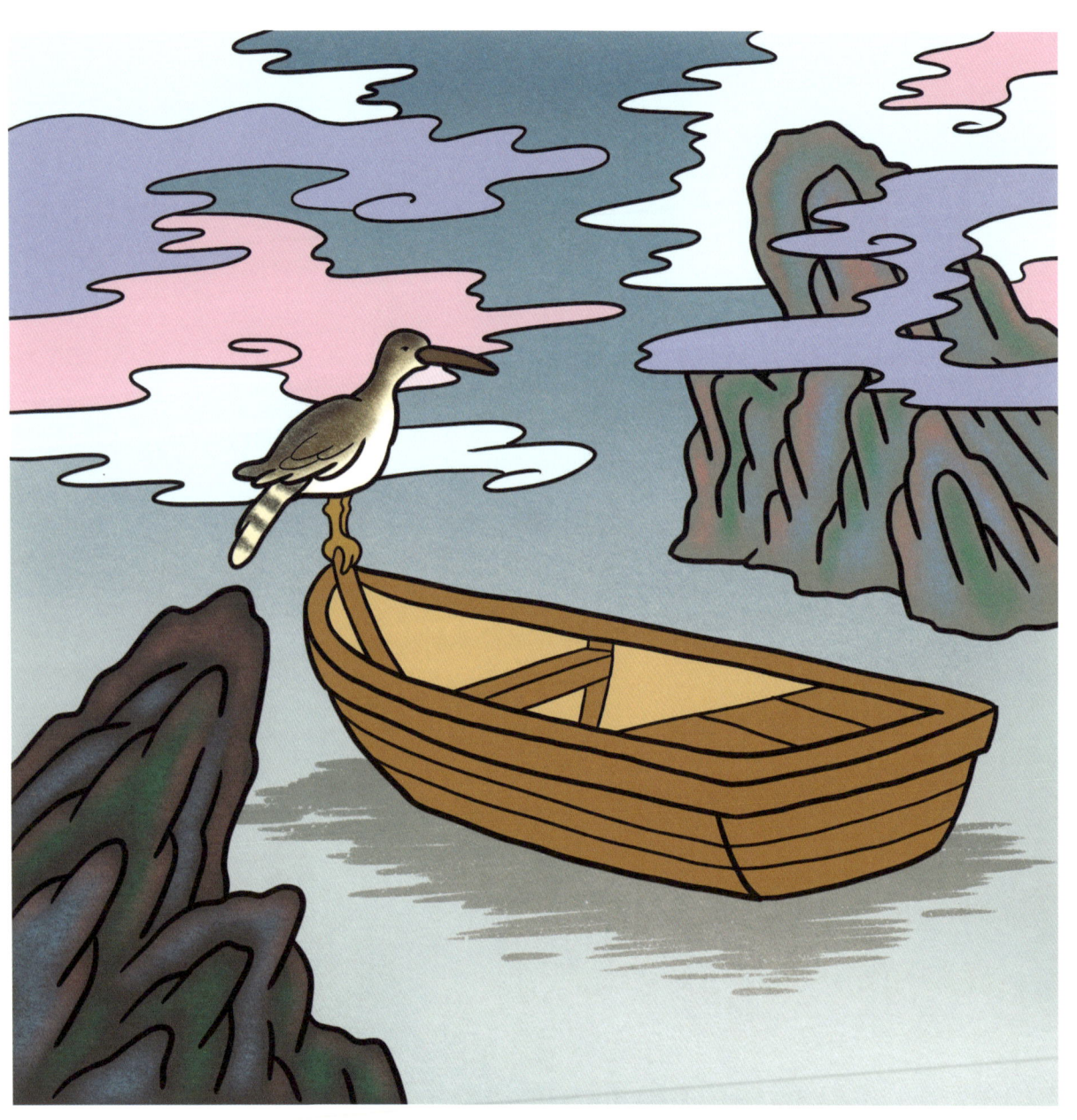

걸린 시간
_____ 분
_____ 초

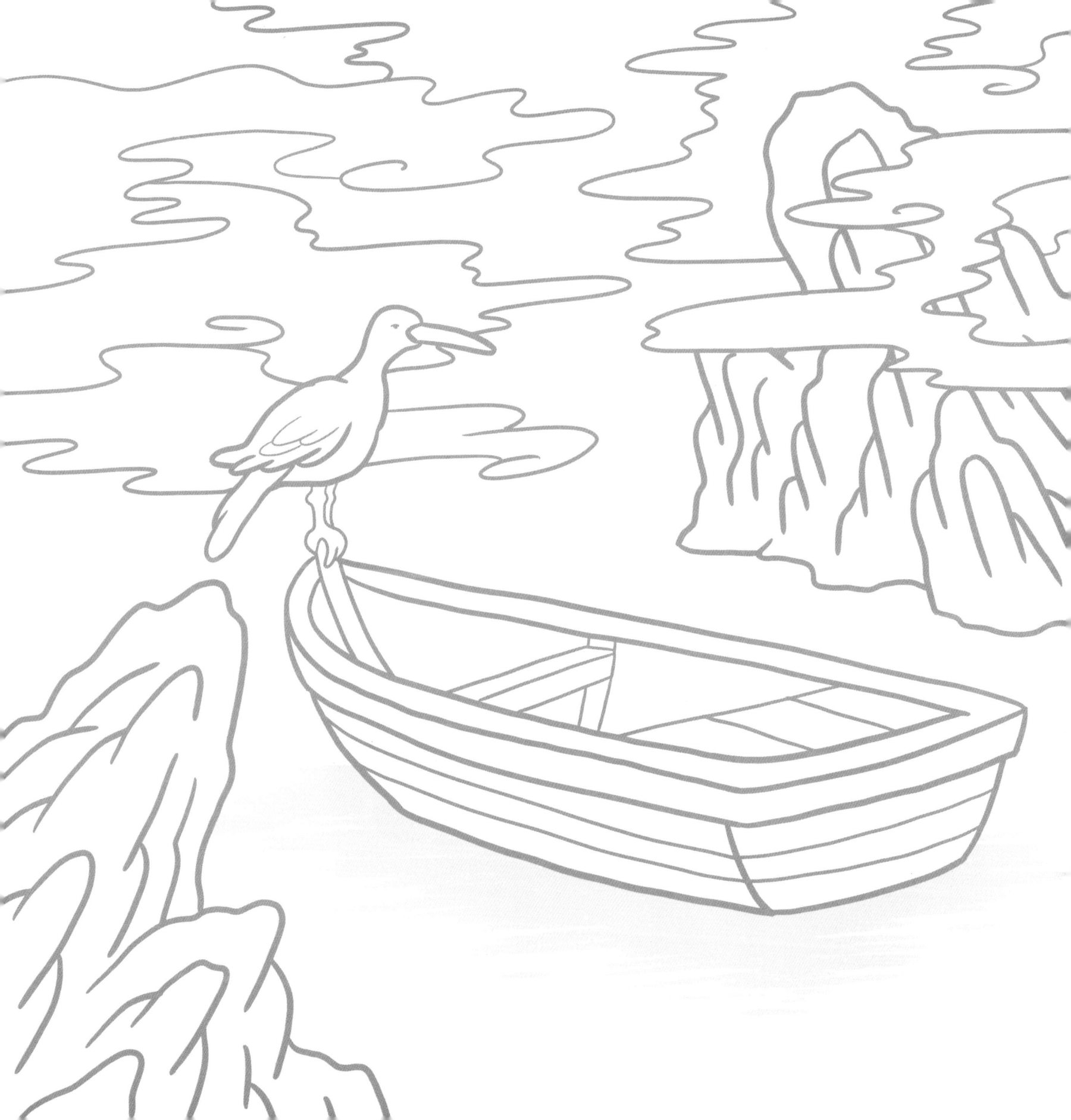

10 뇌운동 | 단어를 떠올려 찾기
목포의 눈물

'고'로 시작하는 것을 모두 찾아 동그라미 치세요.

오늘 날짜
____월 ____일

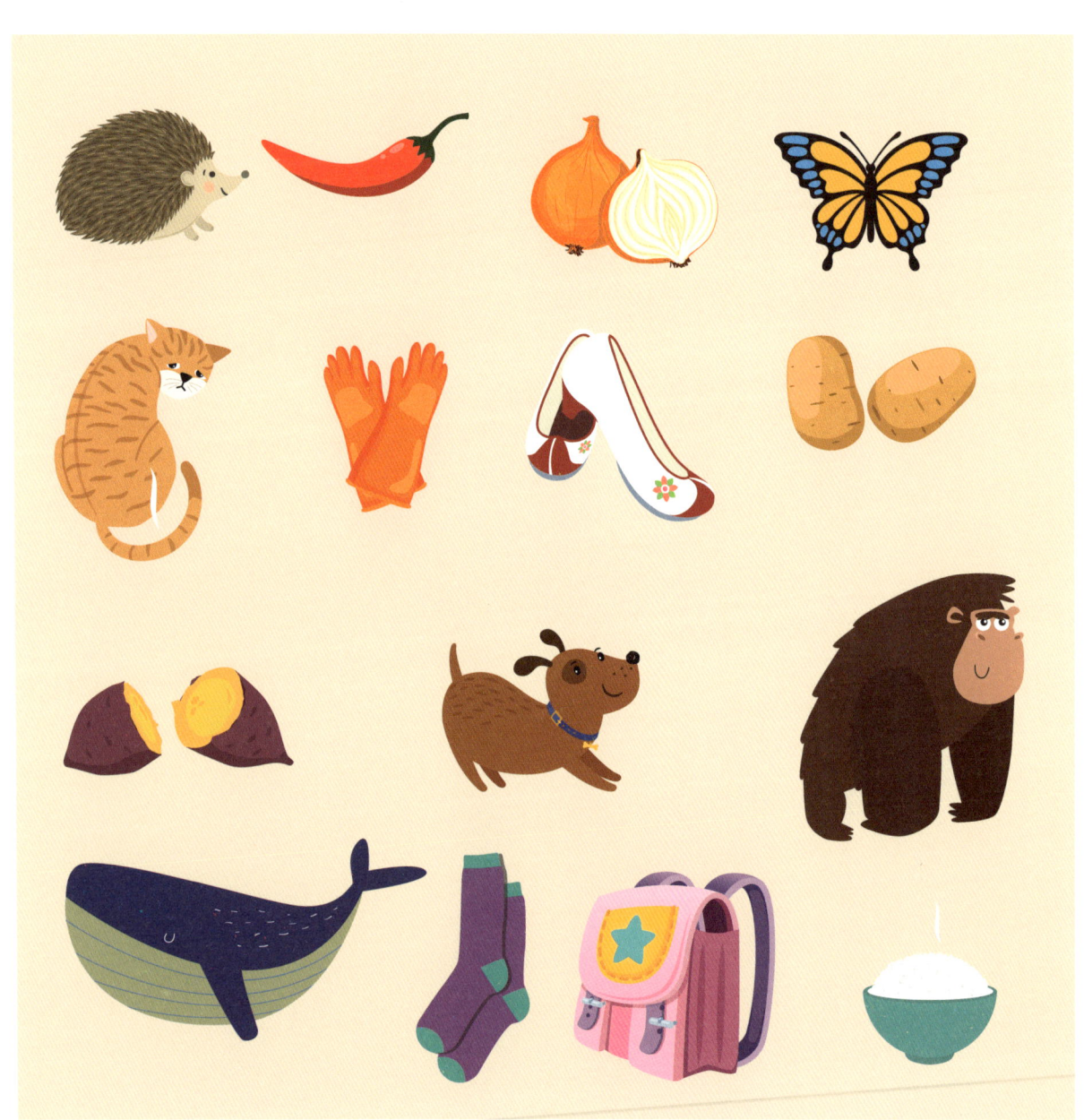

모두 9개
찾은 것
____개

걸린 시간
____분
____초

 노래  반주

노래 부르기 10
목포의 눈물

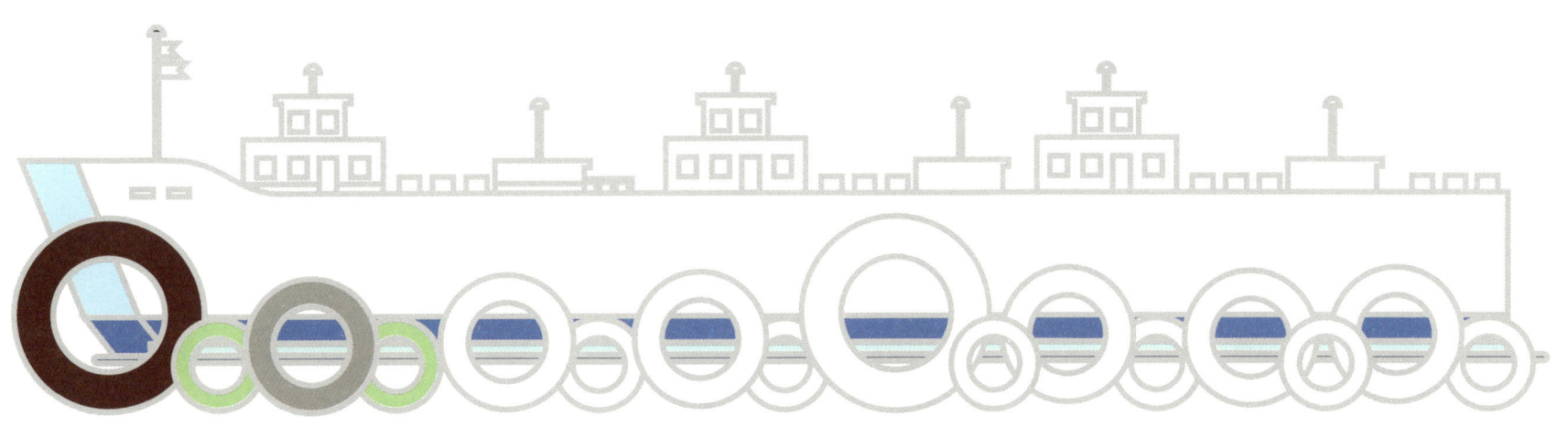

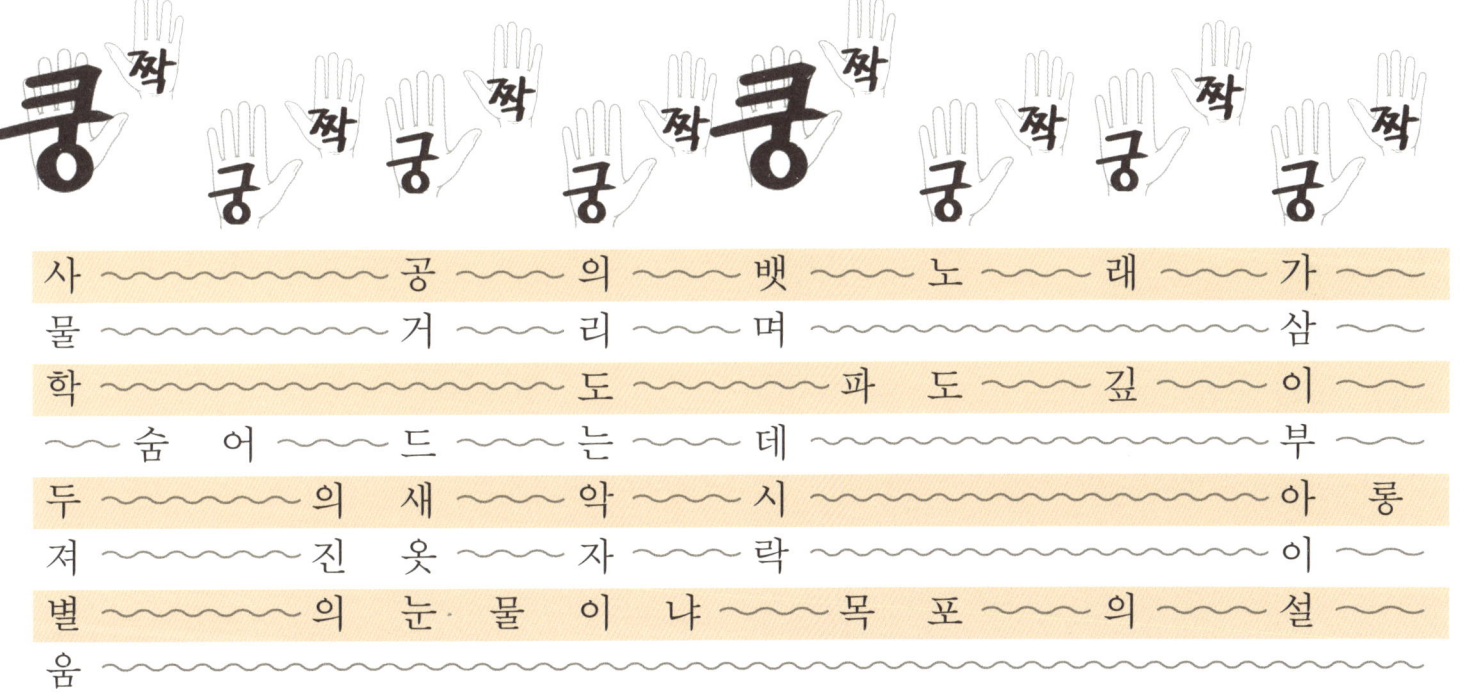

사 공 의 뱃 노 래 가
물 거 리 며 삼
학 도 파 도 깊 이
숨 어 드 는 데 부
두 의 새 악 시 아 롱
져 진 옷 자 락 이
별 의 눈 물 이 냐 목 포 의 설
움

10 노래 부르며 색칠하기
목포의 눈물

출렁이는 바다
흐르는 구름
파도를 헤치고
멀어지는 배
님 기다리는 마음

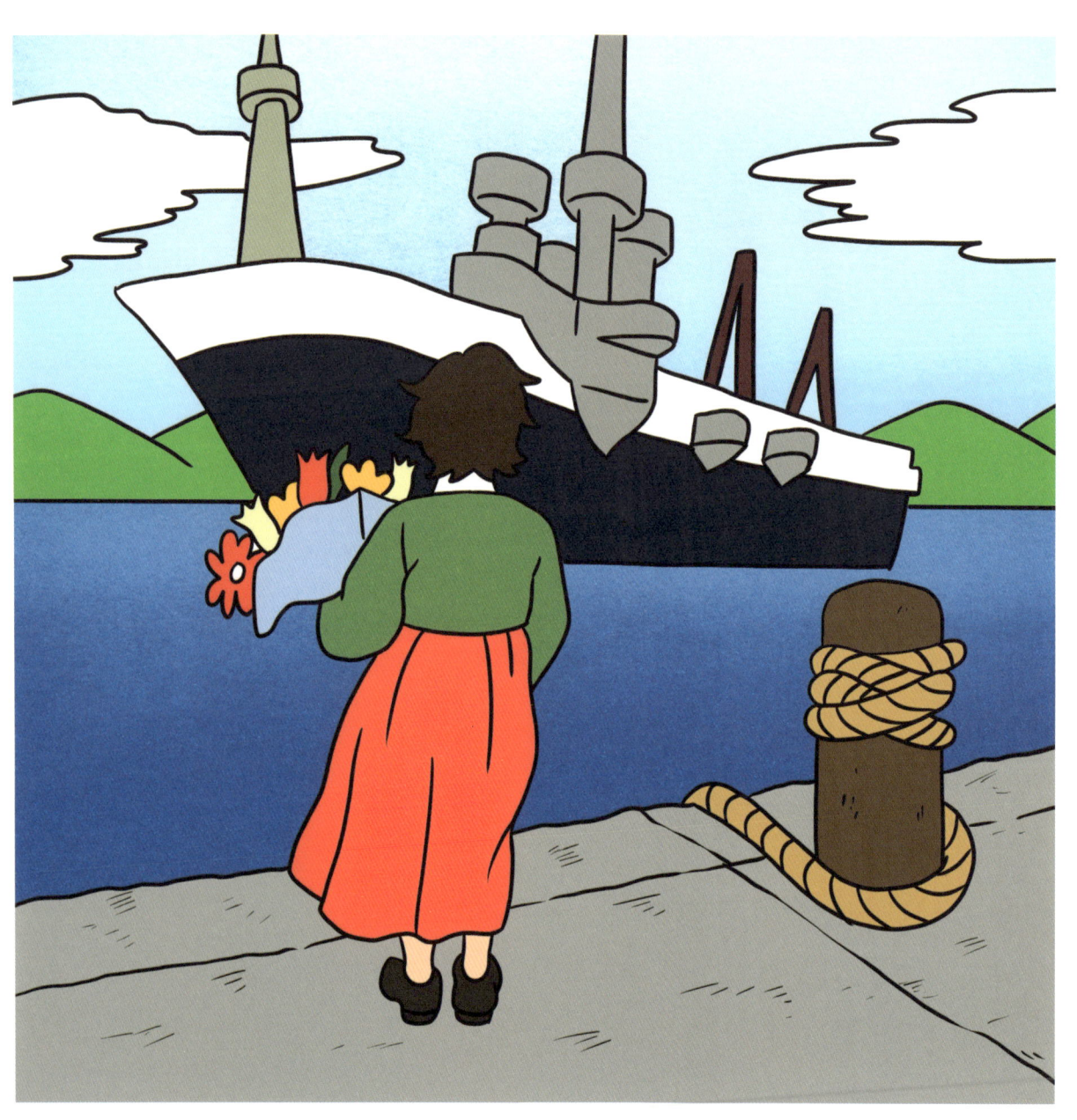

걸린 시간

_____ 분

_____ 초

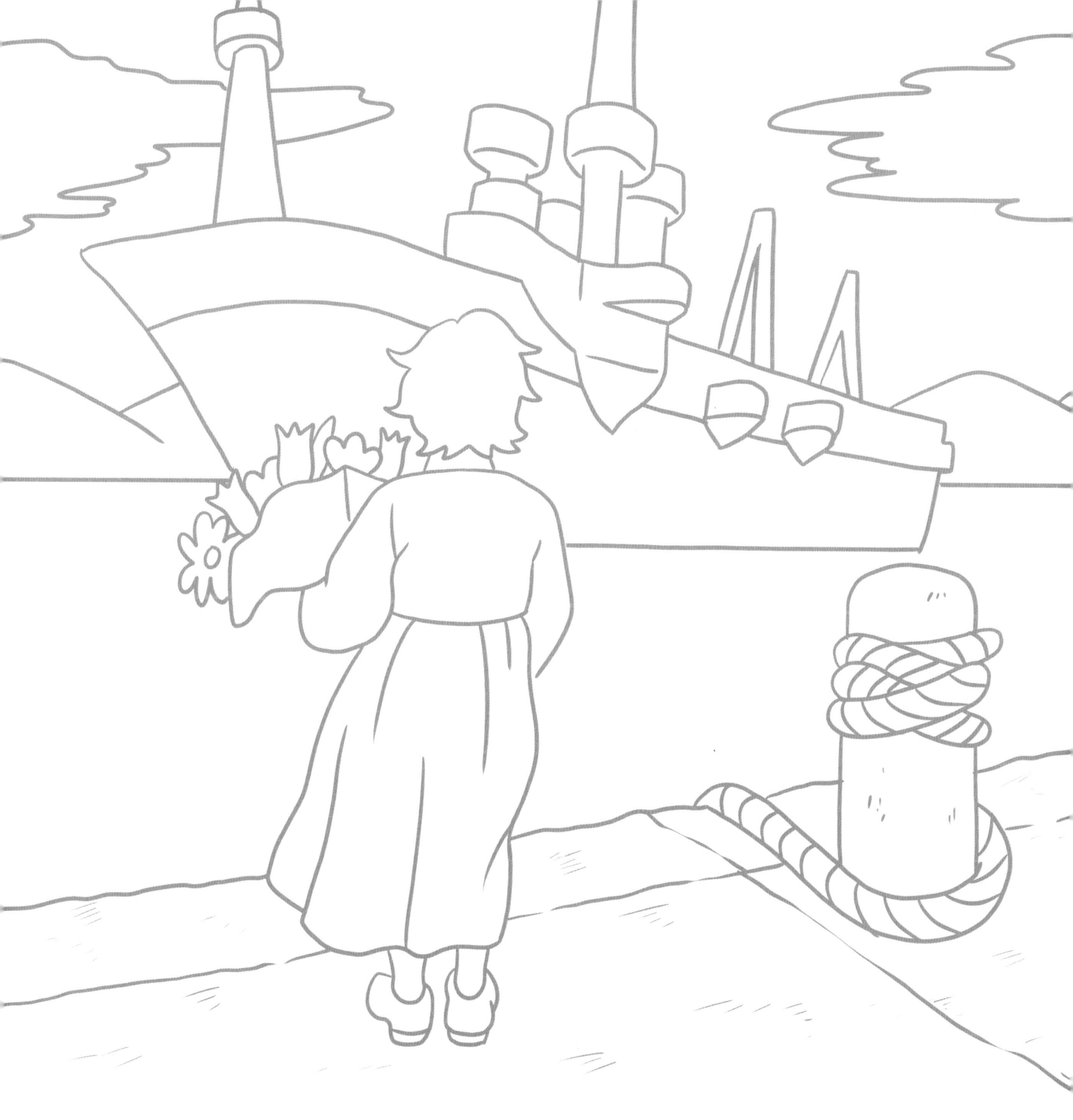

11 고향만리
뇌운동 | 계산하기

오늘 날짜 _____월 _____일

지갑에 돈이 얼마 들어 있나 세어 보세요.

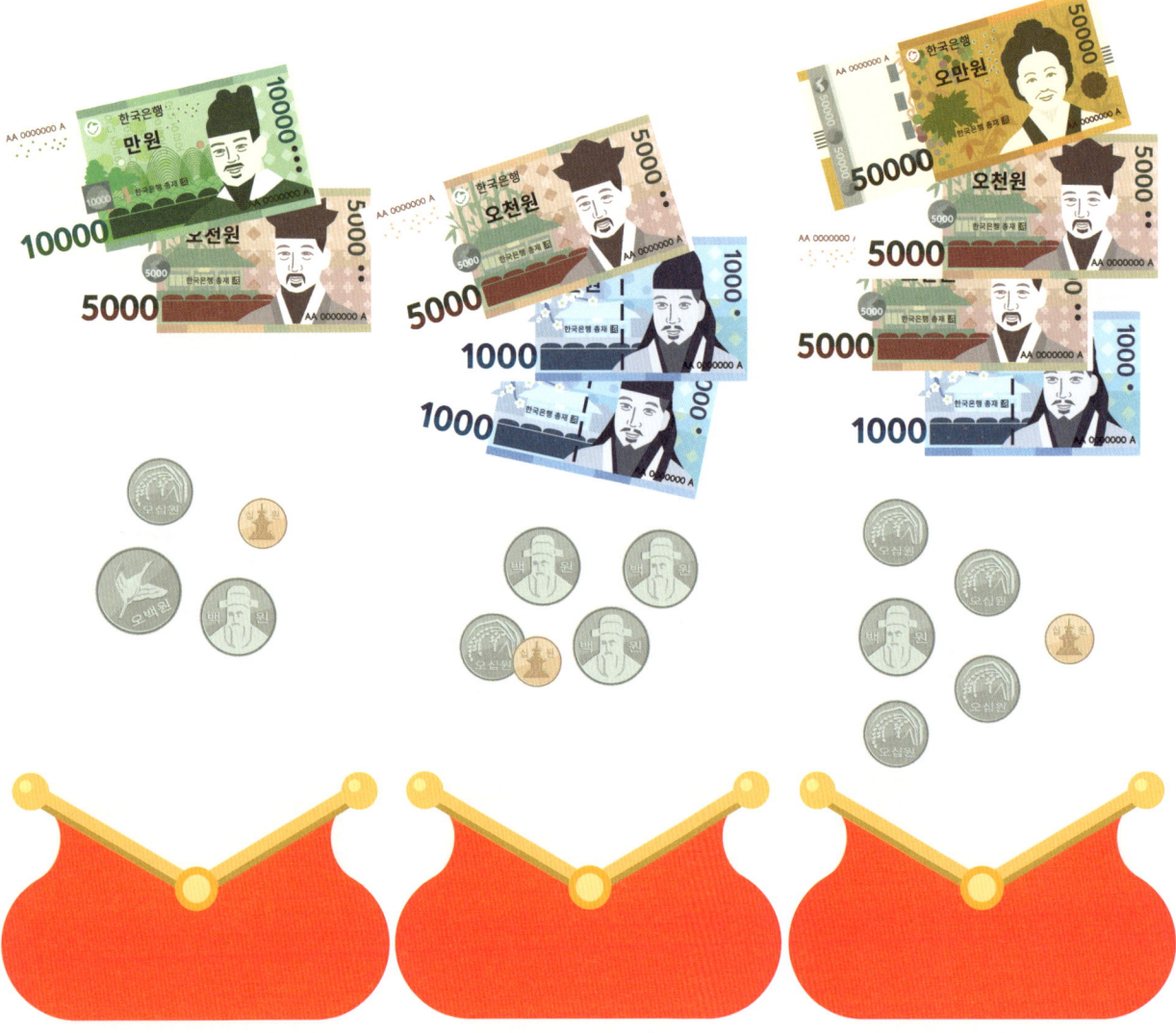

_____원   _____원   _____원

걸린 시간
_____분
_____초

노래 부르기 11
고향만리

노래 반주

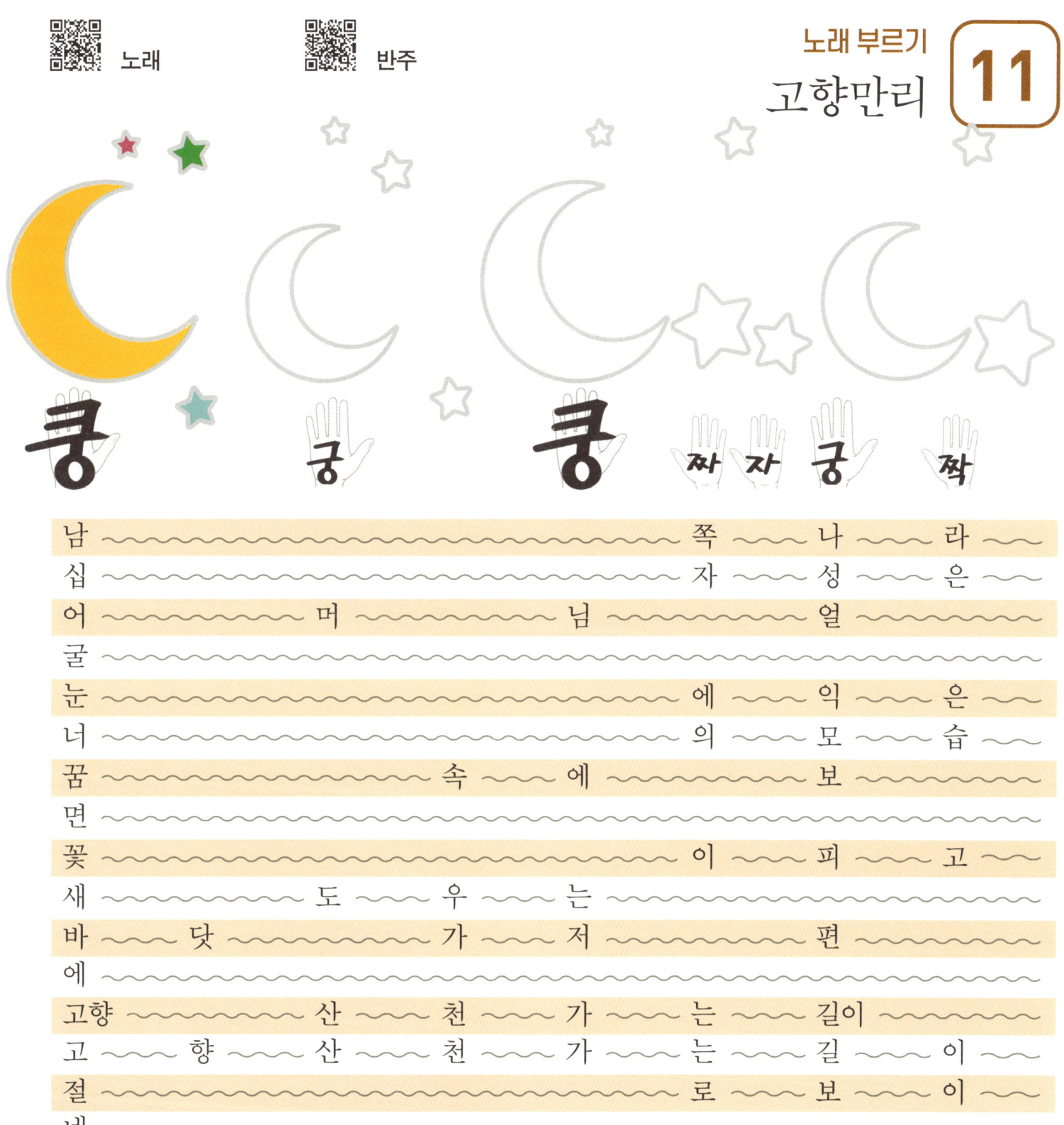

쿵 궁 쿵 짜 자 궁 짝

남				쪽	나	라
십				자	성	은
어		머		님	얼	
굴						
눈				에	익	은
너				의	모	습
꿈		속	에		보	
면						
꽃				이	피	고
새		도	우	는		
바	닷		가	저		편
에						
고향		산	천	가	는	길이
고	향	산	천	가	는	길 이
절				로	보	이
네						

11 고향만리
노래 부르며 색칠하기

꽃가마 타고 시집와
백발 할머니가 된
우리 어머니
밤하늘 반짝이는
별 하나

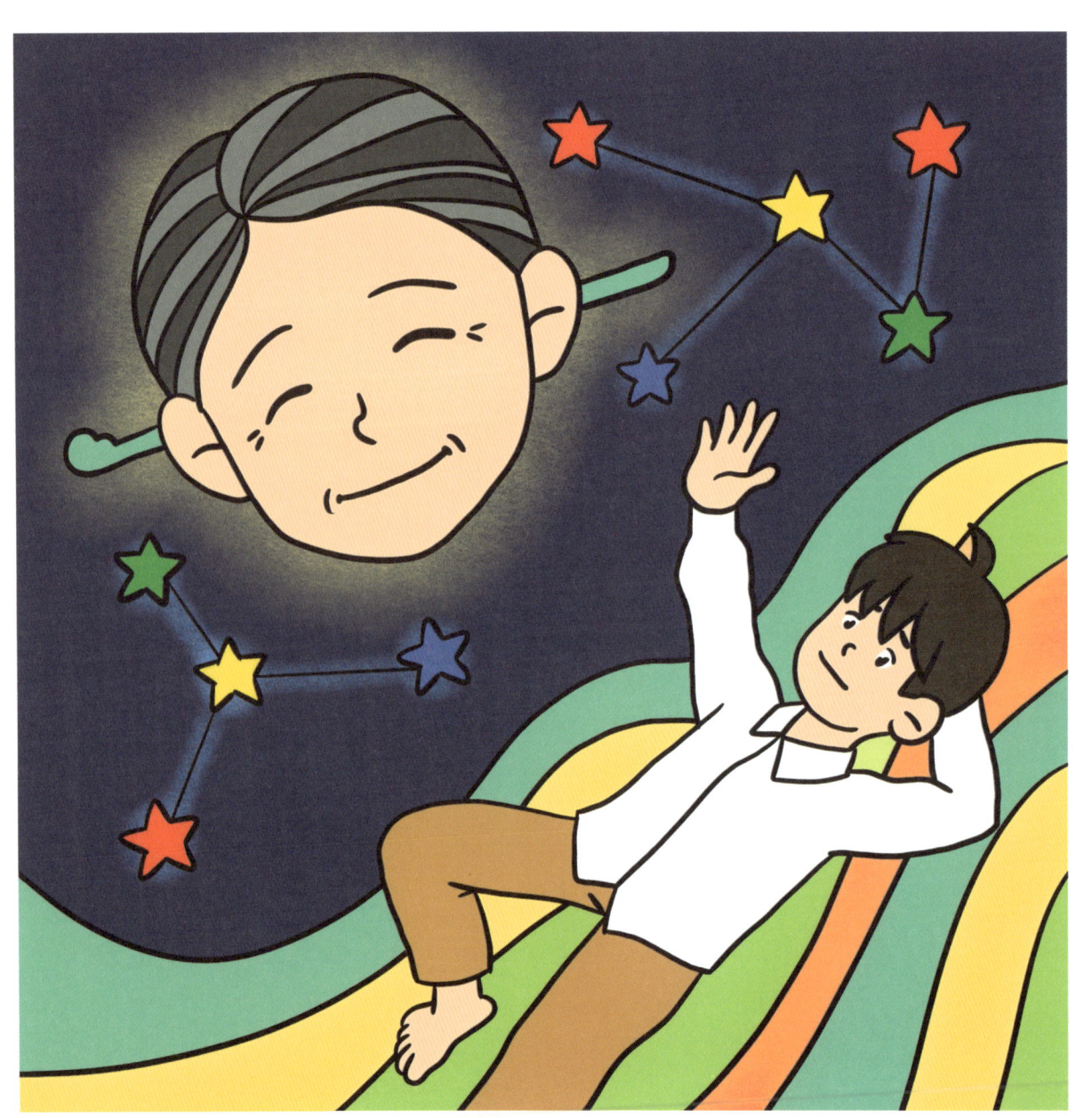

걸린 시간
_____ 분
_____ 초

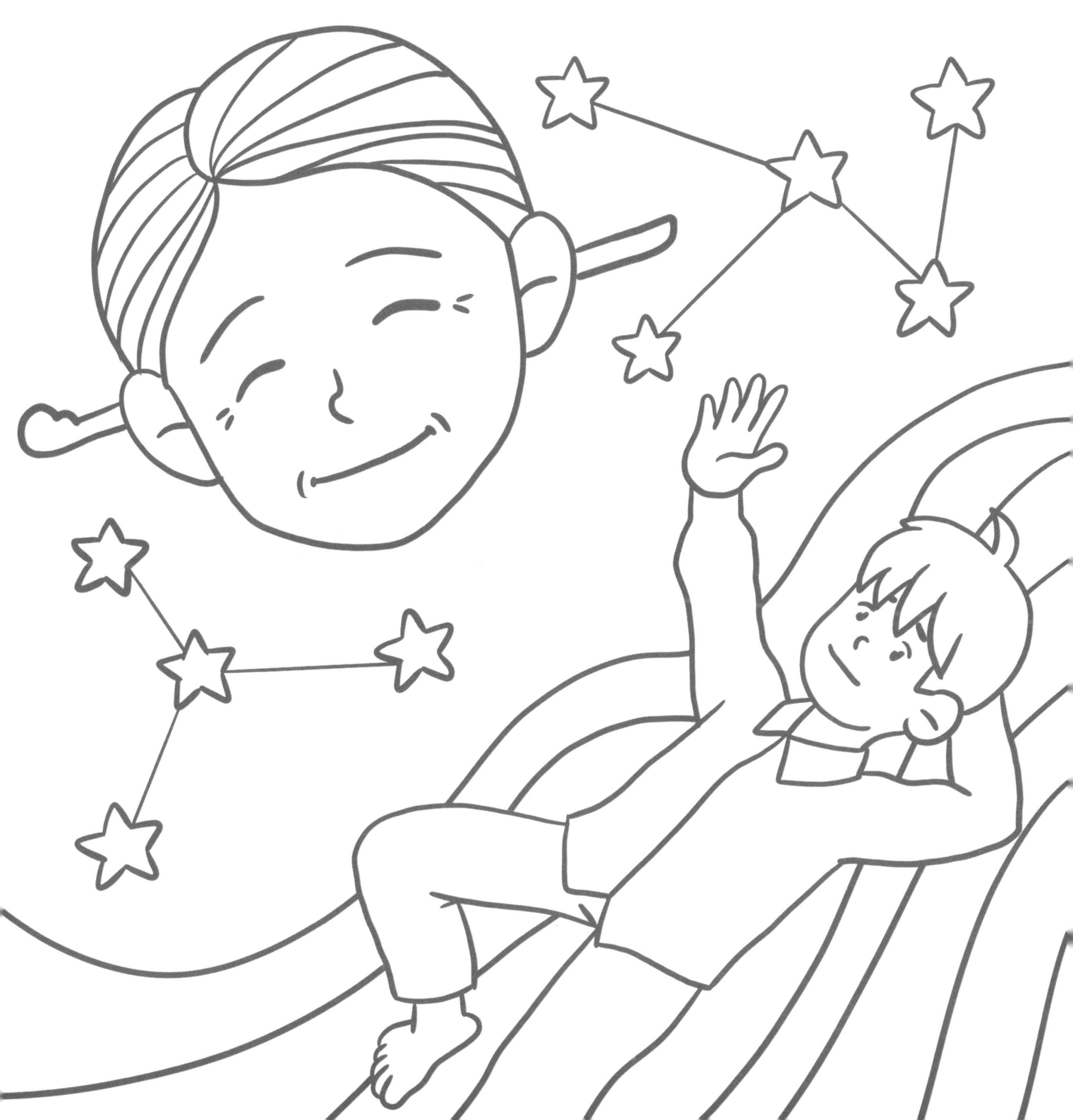

12 뇌운동 | 단어 찾기
고향역

오늘 날짜 ____월 ____일

빈칸에 알맞은 말을 골라 보세요.

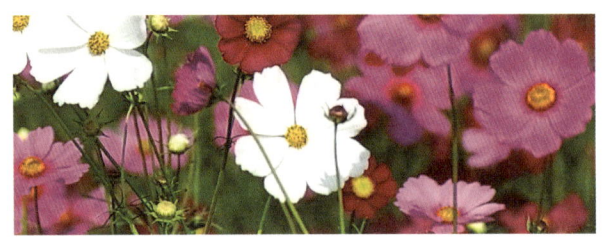

코스모스가 _____ 피었다
① 한들한들 ② 보글보글 ③ 펄펄

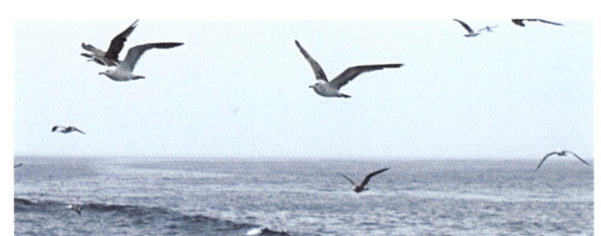

물새들이 _____ 날아간다
① 꿀꿀 ② 무럭무럭 ③ 무리 지어

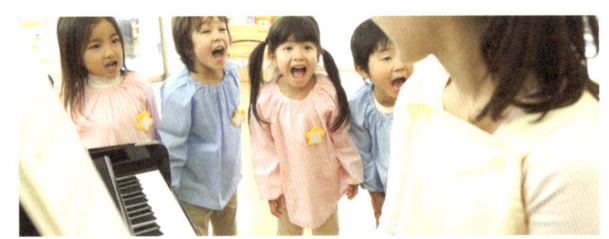

노랫소리가 _____
① 구슬프다 ② 맛있다 ③ 보고프다

굴뚝에서 연기가 _____ 난다
① 식식 ② 모락모락 ③ 두근두근

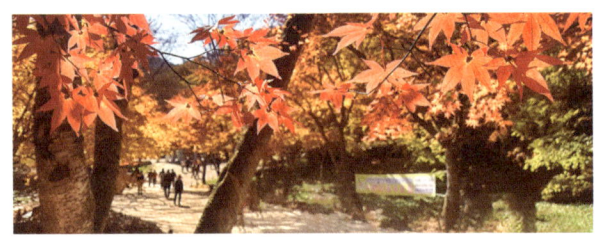

산에 단풍이 _____ 물들었다
① 헐레벌떡 ② 송송 ③ 울긋불긋

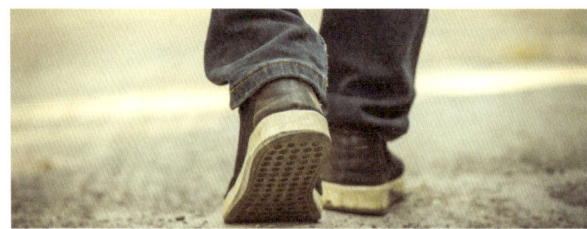

오늘도 걷는다마는 ___ 없는 이 발길
① 정처 ② 전화 ③ 우산

걸린 시간
____분
____초

노래 부르기 12
고향역

노래　반주

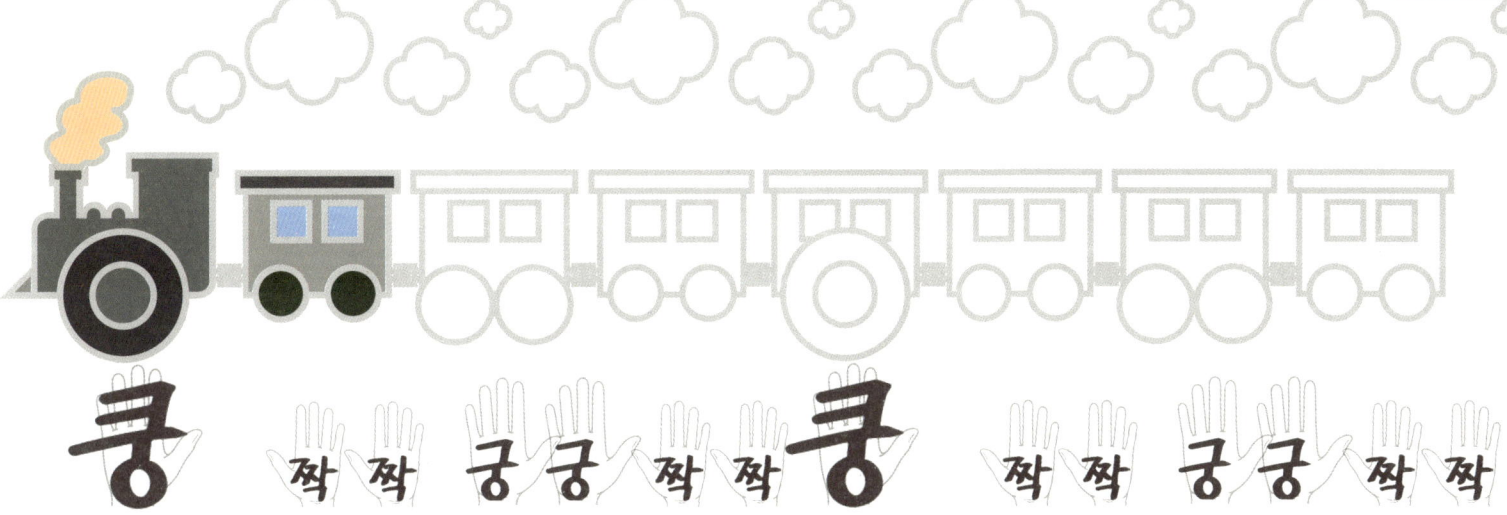

코스모스 피어 있는 정든 고향역
이쁜 이 꽃분이 모두 나와 반겨 주겠지
달려라 고향 열차 설레는 가슴 안고
눈 감아도 떠오르는 그리운 나의 고향역

12 노래 부르며 색칠하기
고향역

알로록달로록
코스모스 위로
달리는 열차
반가운 얼굴이
기다리는 고향역

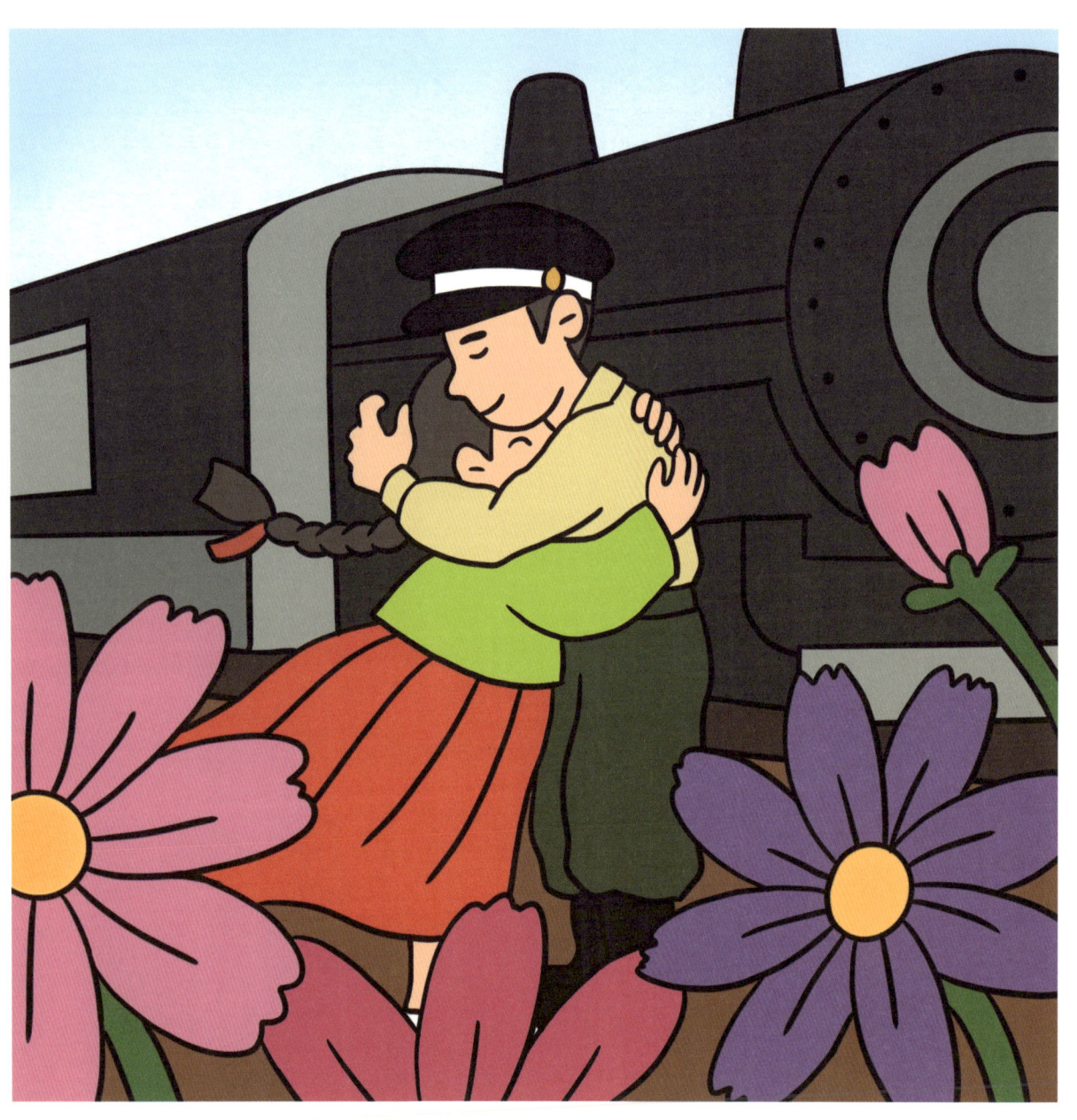

걸린 시간
_____ 분
_____ 초

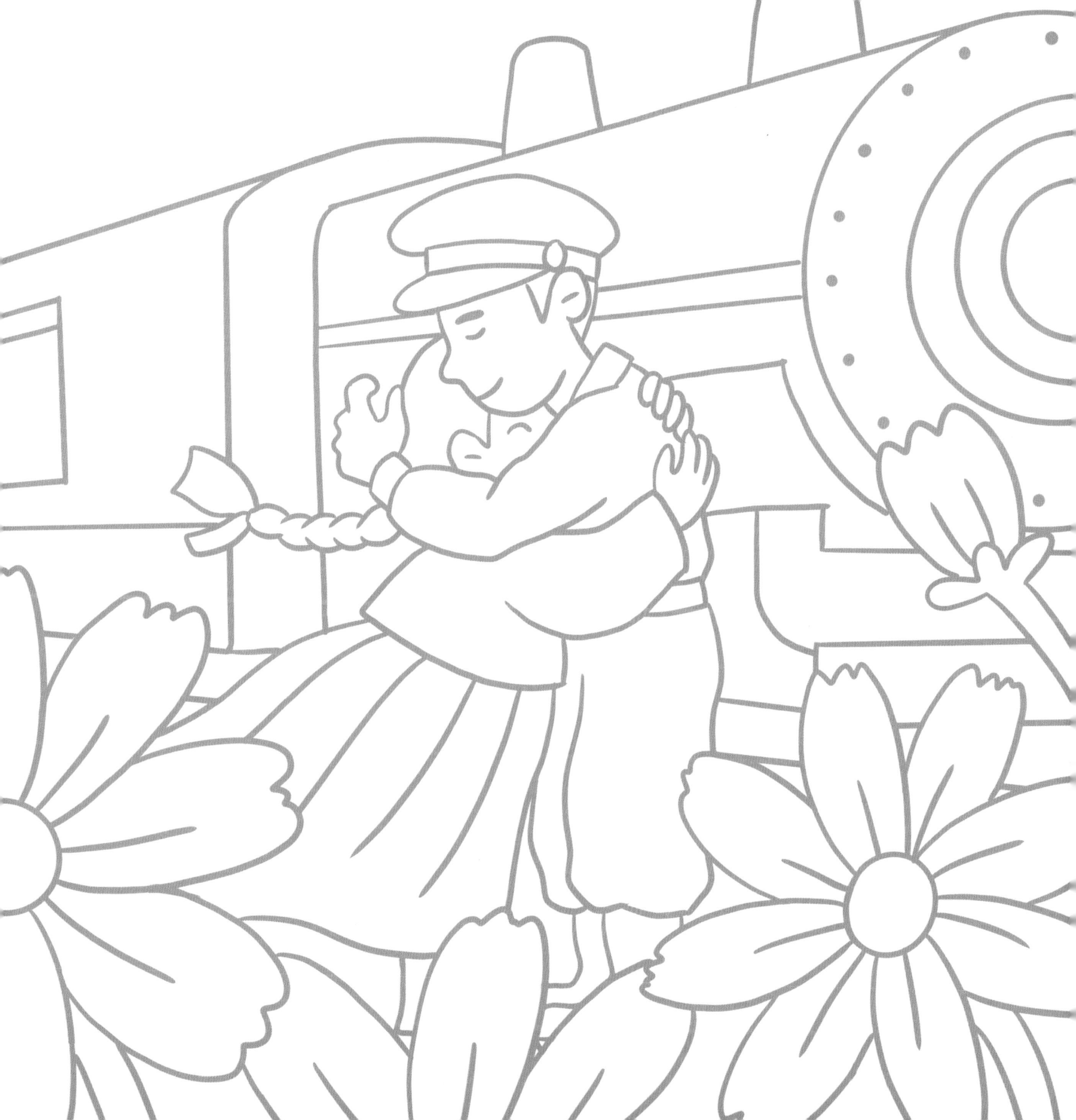

우리 뇌는 어떻게 생겼고

어떤 일을 하는지 알아볼까요?

우리 뇌는 어떤 일을 할까?

이 책은 음악을 매개로 과거의 기억을 되찾고 정서적인 안정감을 얻어 일상생활과 신체활동에 도움을 주는 것이 목적입니다. 음악을 들을 때 우리는 집중하고 인지하고, 기억하려 합니다. 그렇다면 음악은 우리 뇌에 어떤 영향을 주는 걸까요?

음악을 들으면 불꽃놀이가 펼쳐져요

최근 획기적인 발전을 이룩한 여러 신경과학자가 살아 있는 뇌를 촬영한 결과를 내놓았습니다. 수학 문제를 풀 때나 책을 읽을 때와 달리 음악을 들을 때 우리 뇌에서 불꽃이 터졌다고 합니다. 음을 인식하고 박자를 인식하기 위해 흩어졌다가 다시 하나가 되면서 불꽃놀이가 펼쳐졌답니다. 음악을 처음 듣고 몸을 흔드는 단 몇 분 동안에요. 음악가들의 뇌는 어떨까요? 음악을 연주하는 음악가들의 뇌는 불꽃축제의 현장이었답니다. 하버드 대학의 고트프리트 슐라우크 박사에 따르면 음악가는 소뇌는 물론 운동, 청각, 시공간을 담당하는 피질 부위의 회백질의 양도 많다는데요. 음악 연습을 오래 하면 언어 자극과 음악 자극 모두에 뇌줄기(뇌간)가 빨리 반응하고 반응 부위도 넓다는 연구 결과도 있습니다.

장단 맞춰 노래 부르기의 효과

음악을 들으면 소리를 듣는 청각 영역뿐만 아니라 뇌의 다양한 영역이 함께 활동합니다. 가사를 외우며 노래를 부르면 대뇌반구 전체가 활성화됩니다. 이성, 논리, 언어 능력을 담당하는 뇌의 좌반구(우세반구)가 가사를 외우고 감정과 청각, 창의력을 담당하는 우반구가 음정을 조절합니다. 이때 손으로 장단을 맞추면 전두엽이 활성화되고, 여러 사람과 음높이를 맞춰 노래를 부르면 후두엽이 활성화됩니다. 과거에는 우반구가 좌반구를 보조한다고 보아 비우세반구라 불렸지만 감정이나 음악, 창조적인 행위, 새로운 걸 배우는 능력, 공감 능력에서 우반구가 큰 역할을 한다는 게 밝혀졌습니다.

우리 뇌는 어떻게 생겼을까?

우리 뇌는 끊임없이 정보를 교환해 신체 각 부분을 통솔하고, 생각, 판단, 상상, 운동, 감각 등 인간의 복잡한 정신 활동을 담당하는 매우 중요한 기관입니다. 약 1,000억 개의 신경세포로 이루어져 있고 성인 뇌의 무게는 약 1.4kg입니다.

뇌는 크게 대뇌, 소뇌, 뇌줄기로 나뉩니다. 뇌줄기(뇌간)는 호흡, 소화, 혈액 순환, 체온 조절 등 생명 유지 기능을 담당해 '생명의 뇌'로 불립니다. 소뇌는 몸의 균형을 유지하고 근육을 조절합니다. 운동선수는 보통 사람보다 소뇌가 발달했기 때문에 빠르고 섬세하게 움직일 수 있습니다. 뇌의 4분의 3을 차지하는 대뇌는 기억, 언어, 감각, 감정 등 고등 정신 활동을 담당하여 인지 장애와 치매와 가장 밀접한 관련이 있습니다.

신경세포는 주로 뇌의 겉껍질(겉질, 피질)에 모여 있습니다. 약간 회색을 띠고 있어

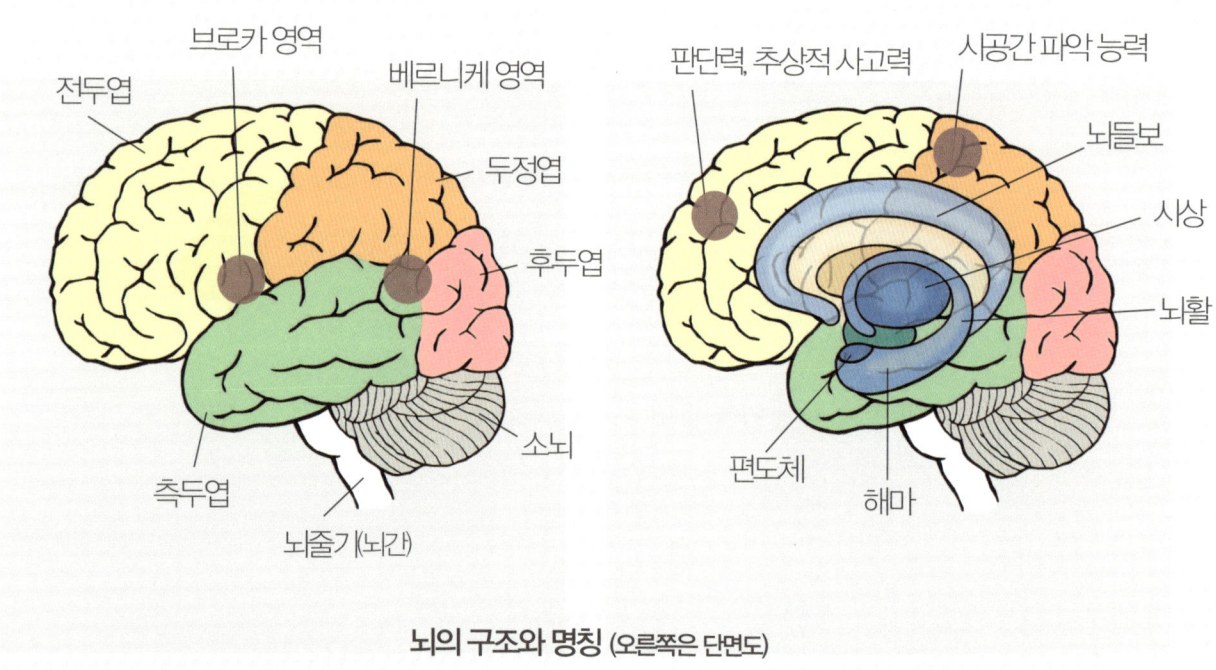

뇌의 구조와 명칭 (오른쪽은 단면도)

회백질이라고도 부릅니다. 신경세포에서 뻗어나간 신경섬유가 흰 속질(백질)을 이루어 여러 정보를 종합적으로 처리할 수 있게 해줍니다. 대뇌 속질 안에 있는 기저핵이 무의식적인 움직임과 근육의 긴장을 조절합니다.

뇌는 어떤 일을 할까?

대뇌 겉질에는 주름이 많은데 이 주름의 홈(이랑)을 따라 네 개의 부위로 나뉘며 이 네 부위는 각기 다른 기능을 담당합니다. 전두엽, 두정엽, 후두엽, 측두엽입니다.

전두엽은 기억력과 사고력을 주관하고 여기저기서 정보를 받아들여 조정하고 행동을 조절합니다. 문제가 발생했을 때 여러 정보와 경험을 종합해 해결하고 지나쳤을 때는 제동을 겁니다. 우리 뇌에서 노화에 가장 취약한 부분이 바로 전두엽입니다. 그래서 전두엽의 기능이 떨어지면 집중력이 떨어져서 나이 들면 집중력에 어려움을 겪는 이유가 됩니다.

두정엽은 공간을 파악하게 해주고 몸의 감각을 인지합니다. 온도, 통증, 압력, 피부의 당김 등의 외부 자극뿐 아니라 더부룩함, 속쓰림 등 신체 내부 자극도 인지합니다. 시곗바늘을 보고 시간을 알고, 낯선 곳에서 방향을 파악하도록 해줍니다. 알츠하이머형 치매 환자는 발병 초기에 두정엽의 기능이 저하된다고 합니다. 이 부위가 손상되면 날짜와 장소를 혼동합니다.

후두엽은 주로 시각 기능과 관련이 있습니다. 뇌가 접하는 정보가 가장 먼저 들어오는 곳으로, 이 부위가 손상되면 우울증, 섭식 장애 같은 증상을 겪을 수 있고, 눈에는 문제가 없더라도 실제로 본 것인지 무엇인지 알지 못할 수 있습니다.

측두엽은 기억, 인지 장애나 치매 증상을 이해하는 데 매우 중요한 부위로, 최근 정보를 기억하는 능력과 기억력, 언어 능력을 담당합니다. 알츠하이머형 치매는 주로 측두엽이 위축되어 신경세포가 계속 죽는 것이 특징입니다.

대뇌 피질과 시상하부 사이의 변연계에 위치하는 해마는 장기 기억과 공간 개념을 담당하고 감정적인 행동을 조절합니다. 해마가 점진적으로 위축되면 최근 일을 기억하지 못하고 점차 알츠하이머형 치매로 진행된다고 알려져 있습니다.

인지 기능이란 무엇일까?

중앙치매센터에서는 사람의 주요 인지 기능을 크게 다섯 가지로 나누었습니다. 주의력, 기억력, 언어 능력, 시공간 구성 능력, 실행 기능입니다.

주의력

주의력은 한마디로 정의하기 어렵습니다. 우리는 우리 안 혹은 밖의 자극을 받아들일 때 우리가 처한 상황에서 적절한 자극을 선택하는 과정을 거칩니다. 이 과정을 '주의', '주의력'이라고 합니다. 일단 자극에 관심을 갖는 것, 의식적으로 관심을 쏟는 것, 그리고 계속 주의할 수 있는지 등 다양한 의미를 갖고 있어서 주의력에 관한 임상에서도 여러 영역을 함께 고려한다고 합니다. 주의력과 관련된 뇌 부위는 전두엽의 앞부분인 전전두엽, 두정엽 등입니다.

기억력

어제 만난 사람 이름이 기억나지 않거나 무언가를 가지러 방에서 나왔는데 왜 방에서 나왔는지 까먹을 때가 있습니다. 이처럼 몇 분에서 길게는 몇 개월의 단기간 동안 우리 뇌의 해마에 저장되었다가 사라지는 기억을 <u>단기 기억</u>이라고 합니다. 반면 어릴 때 배운 구구단이나 청소년 때 즐겨 듣던 노래 가사는 나이가 들어도 선명합니다. 뇌의 해마에서 대뇌 피질로 옮겨져 사라지지 않고 오랫동안 저장되는 이와 같은 기억을 <u>장기 기억</u>이라고 하고, 구구단을 외우듯이 과제를 수행하여 기억하는 것을 <u>작업 기억</u>

이라고 합니다. 작업 기억을 담당하는 부위는 전두엽 앞부분 전전두엽이고, 단기 기억은 측두엽과 관련됩니다. 그러므로 측두엽뿐만 아니라 전두엽이 손상되어도 기억력이 나빠질 수 있습니다.

언어 능력

말하고 듣고 이해하는 능력을 말합니다. 언어 생성에 관여하는 것은 주로 전두엽과 측두엽입니다. 소리로 된 언어를 듣고 이해하는 곳은 좌반구 측두엽 뒤편에 위치한 베르니케 영역입니다. 이곳이 손상되면 소리는 들리지만 언어의 의미를 이해하지 못합니다. 얼굴과 입을 움직여 말하게 하는 것은 좌반구 하측 전두엽에 위치한 브로카 영역입니다. 이곳이 손상되면 소리는 낼 수 있으나 말을 할 수 없습니다.

시공간 구성 능력

어떤 대상이 어디에 있는지 위치와 형태, 관계를 종합하여 해석하는 능력입니다. 시각적, 공간적 지각 능력과 받아들인 정보를 시공간적으로 구성하는 능력으로 그림을 그릴 때나 길을 찾을 때 쓰입니다. 시공간 구성 능력이 손상되면 거리감을 못 느껴 발을 헛디뎌 넘어질 수 있고, 익숙한 곳에서 방향감각을 잃고 헤매거나, 친한 사람, 익숙한 사물을 알아보지 못합니다. 심한 경우 글자를 읽는 데도 어려움이 생깁니다. 주로 우반구의 두정엽에서 담당합니다.

실행 기능

계획을 세우고, 원하는 목표에 맞게 처한 상황에 대해 판단하고, 생각이나 행동을 조절하고 관리하는 능력과, 문제가 생겼을 때 해결할 능력을 모두 포괄한 기능입니다. 인지 기능 가운데 가장 복잡하고 난도가 높습니다. 실행 기능 장애가 생기면 목이 마르면 주방에 가서 물을 마셔야 하는데 어떻게 해야 할지 몰라 곤란해합니다. 실행 기능은 주로 전두엽에서 담당한다고 알려져 있습니다.

치매 자가 진단 테스트

다음 질문에 '예', '아니요'로 대답해 보세요. 해당 사항이 없으면(예를 들어 운전한 적이 없는 경우) '아니요'를, 질문이 두 개 이상일 때는 하나에만 해당해도 '예'로 답하세요. 질문에 모두 답했다면 점수 합계를 내세요.

	질문	예	아니요
1	건망증이 있나요?	1점	0점
2	건망증이 있다면, 최근 몇 년 사이 더 나빠졌나요?	1	0
3	하루 동안 같은 질문, 같은 말, 같은 이야기를 반복하나요?	2	0
4	약속을 잘 잊나요? 약속이나 특별한 일을 주위에서 알려줘야 하나요?	1	0
5	물건을 제자리에 두지 않거나 엉뚱한 곳에 두는 바람에 찾지 못하는 일이 한 달에 한 번 이상 있나요?	1	0
6	그 물건을 찾지 못했을 때 다른 사람이 옮겼거나 숨겼거나 훔쳤다고 의심하나요?	1	0
7	연도, 달, 날짜, 요일을 종종 알아채지 못하나요? 하루에 한 번 이상 신문이나 달력을 보고 날짜를 알아채나요?	2	0
8	낯선 곳에서 방향을 찾지 못하나요?	1	0
9	집을 떠나 여행할 때 더 혼란스러워 하나요?	1	0
10	손 떨림, 편측마비 등 신체적 문제를 제외한다면, 잔돈을 주고받을 때 어려움이 있나요?	1	0
11	손 떨림, 편측마비 등 신체적 문제를 제외한다면, 청구서대로 돈을 지불하는 데 어려움이 있나요? 스스로 걱정되어 다른 가족에게 지불을 미루나요?	2	0

12	약을 먹고도 기억 못 하거나 약을 먹었는지 안 먹었는지 모를 때가 있나요?	1	0
13	운전을 힘들어하나요? 주위에서 운전하는 걸 걱정스러워 하나요? 신체적 한계 외에 다른 이유로 운전을 안 하게 된 적이 있나요?	1	0
14	가전제품을 사용하는 데 어려움이 있나요?	1	0
15	체력의 한계를 제외한다면, 집수리나 집안일에 어려움을 겪나요?	1	0
16	춤, 운동, 골프 등 취미 활동을 뜸하게 하거나 그만두었나요?	1	0
17	익숙한 곳에서 길을 잃은 적이 있나요?	2	0
18	방향감각이 나빠졌나요?	1	0
19	이름 말고 단어를 떠올리는 데 어려움이 있나요?	1	0
20	가족이나 친구의 이름을 혼동할 때가 있나요?	2	0
21	익숙한 사람을 알아보는 데 어려움이 있나요?	2	0
	합계		

합계 결과

15점 이상 알츠하이머형 치매가 의심됩니다.

5~14점 경도 인지 장애일 수 있습니다.

4점 이하 정상입니다.

※ 이 검사법은 미국 배너 선 보건연구소(Banner Sun Health Research Institute)가 개발하여 『바이오메드 센트럴 노인의학(BMC Geriatrics)』지에 게재한 것을 번역한 것입니다. 질문은 기억력, 방향감각, 기능적 능력, 시공간 능력, 언어 능력의 5개 범주로 이루어졌습니다. 대답이 '예'일 때 질문 내용의 중요도에 따라 2점을 부여했습니다. 따라서 총점은 27점입니다.

출처: Michael Malek-Ahmadi, Kathryn Davis, Christine M. Belden, Sandra Jacobson & Marwan N. Sabbagh, "Informant-reported cognitive symptoms that predict amnestic mild cognitive impairment", *BMC Geriatrics*, February 2012.

치매 예방 수칙 **333**

치매 예방 수칙 333은 보건복지부와 중앙치매센터가 이해하기 쉽고 실천하기 쉽도록 만든 것입니다. 치매 예방에 효과적일 뿐 아니라 치매 관리에도 효과적이라고 합니다. 과학적인 근거에 바탕하여 여러 치매 예방 수칙을 아울렀고, 쉽게 실천할 수 있는 생활 밀착형 실천 수칙으로 만들었기 때문입니다.

청년기부터 실천하면 치매 예방 효과가 극대화되므로 전 세대가 치매 예방에 주의를 기울이도록 '연령별 치매 예방 액션플랜'도 함께 만들었다고 합니다.

자세히 알고 싶다면 중앙치매센터 홈페이지(www.nid.or.kr) 알림 메뉴에서 치매예방수칙 333을 찾아보세요. 중앙치매센터 홈페이지에는 치매 백과부터 가까운 치매예방센터에 대한 정보 등 상세하고 알찬 정보가 넘쳐나요. 한번 살펴보세요.

출처: 중앙치매센터 치매 예방 수칙 333

3권勸 즐길 것

운동
일주일에 3번 이상 걸어요. 매일 꾸준히 걸어요. 5층 이하는 계단을 이용하고 버스 한 정거장 정도는 걸어요.

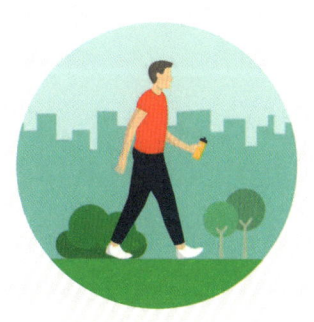

식사
생선과 채소를 골고루 챙겨 먹어요. 식사를 거르지 않아요. 기름진 음식은 피하고 싱겁게 먹어요.

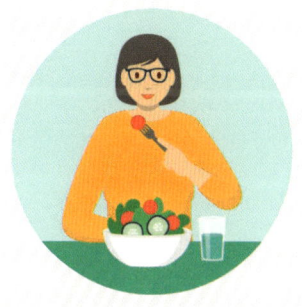

독서
부지런히 읽고 써요. 틈날 때마다 책이나 신문을 읽고 글쓰기를 해요.

3금(禁)
참을 것

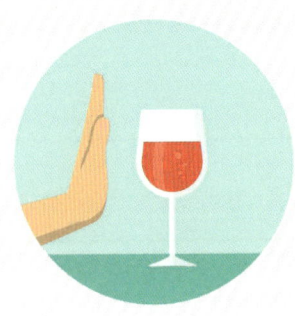

절주
술은 한 번에 3잔보다 적게 마셔요. 다른 사람에게도 권하지 않아요.

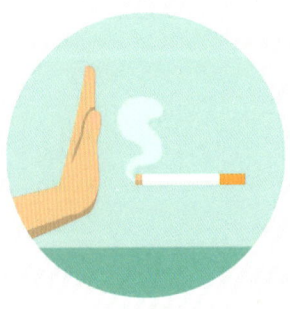

금연
담배는 피우지 않아요. 흡연은 아예 시작하지 말고, 지금 담배를 피우고 있다면 당장 끊어요!

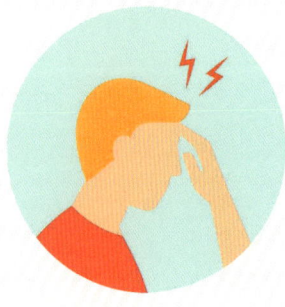

뇌 손상 예방
머리를 다치지 않도록 조심해요. 운동할 때는 반드시 보호 장구를 착용하고 머리를 부딪쳤으면 바로 검사를 받아요.

3행(行) 챙길 것

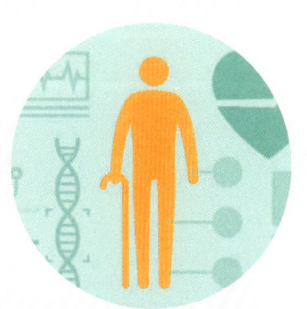

건강검진
혈압, 혈당, 콜레스테롤 3가지를 정기적으로 확인해요. 고혈압, 비만, 당뇨병을 예방하기 위해서예요.

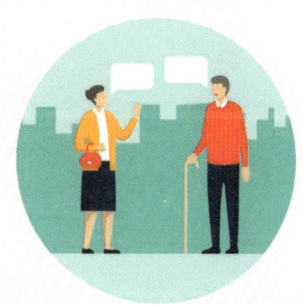

소통
가족, 친구와 자주 연락하고 만나요. 단체 활동과 여가생활을 해요.

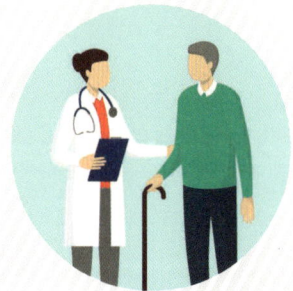

치매 조기 발견
가까운 치매안심센터에서 치매 조기 검진을 받아요. 해마다 받고, 치매 초기 증상에 대해 미리 알아봐요.

정답

1 시계 보기

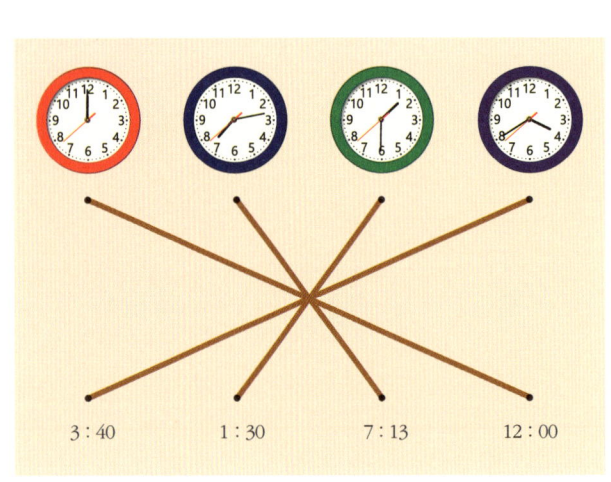

2 관련 있는 것 찾기

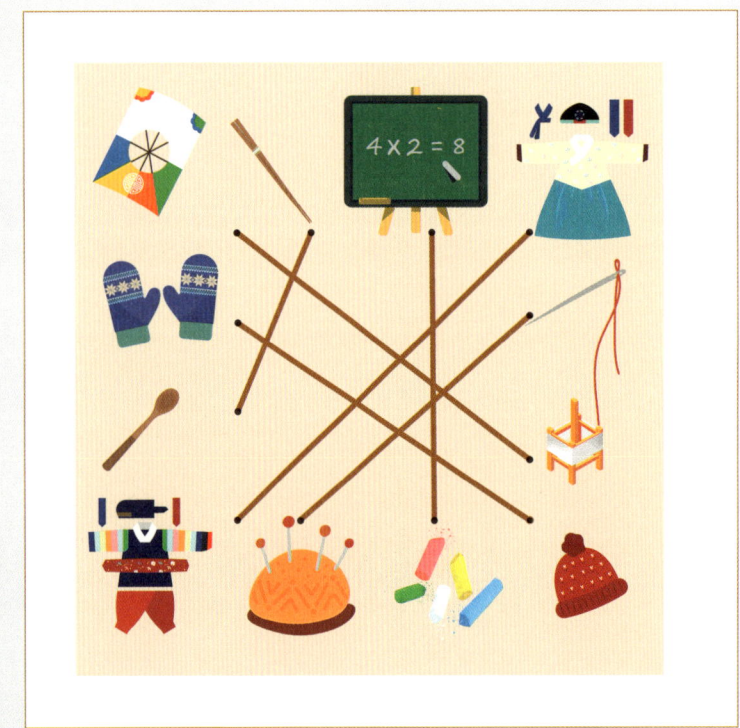

6 쌍

3 그림 완성하기

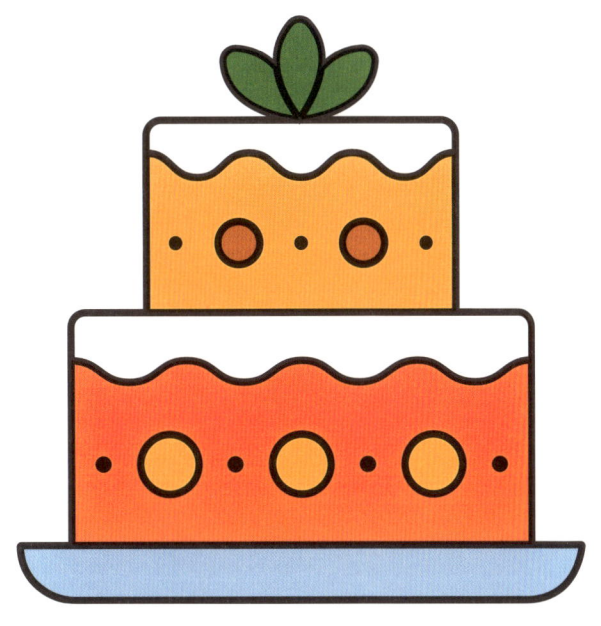

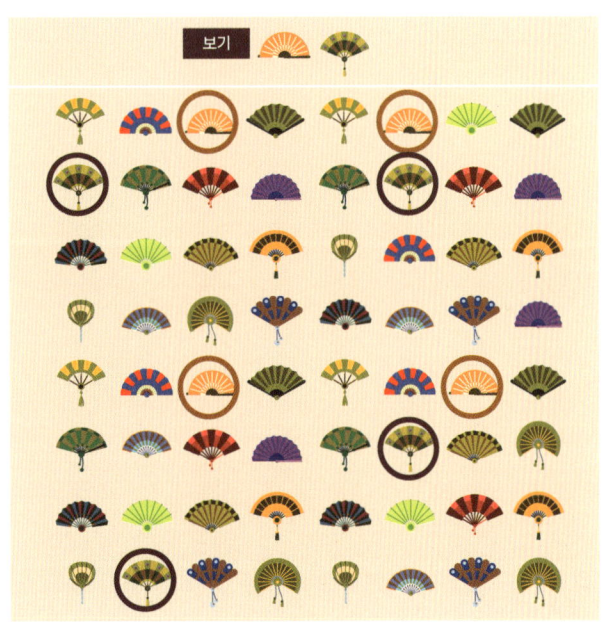

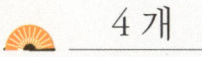 4개

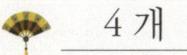 4개

5 미로 찾기

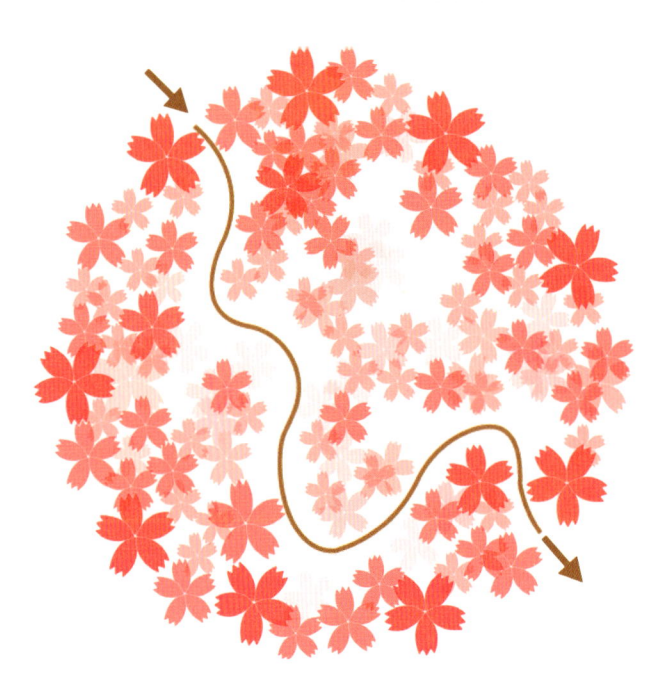

6 다른 곳 찾기

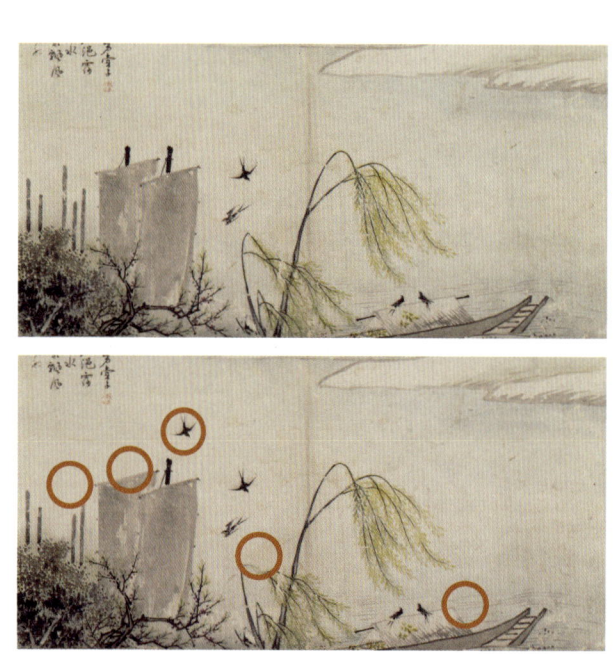

_5_ 개

7 같은 그림 연결하기

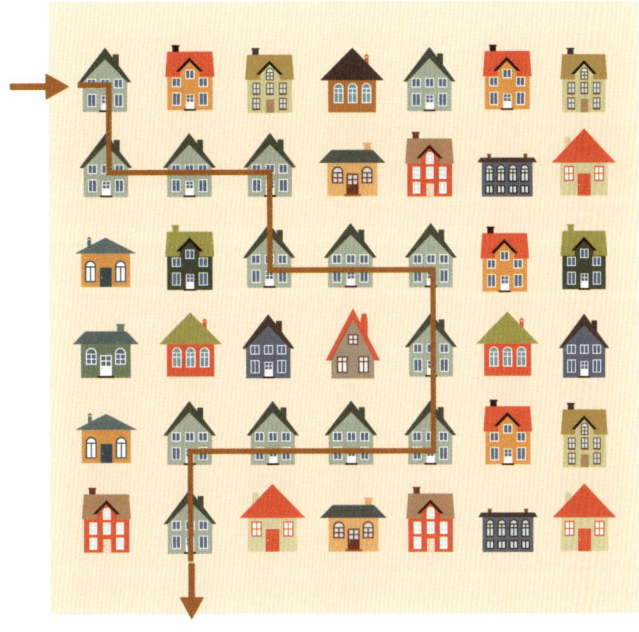

8 똑같이 그리기

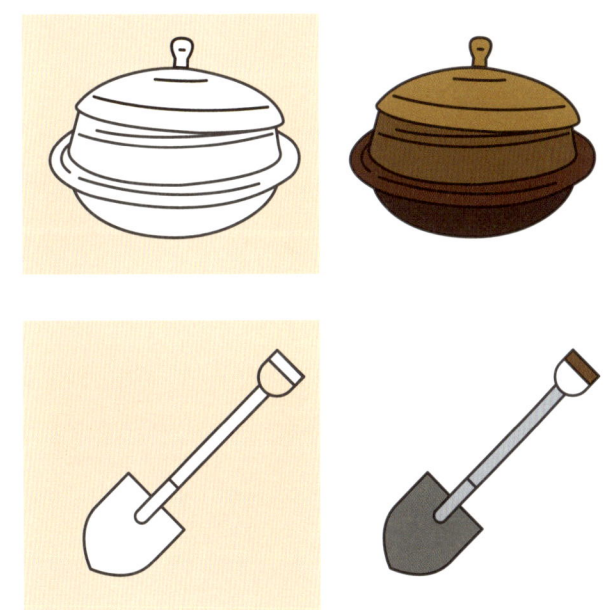

9 순서대로
　따라 그리기

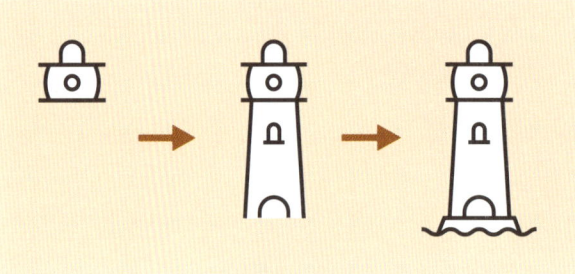

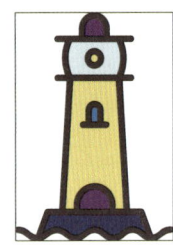

10 단어를 떠올려
　　찾기

고슴도치
고추
고양이
고무장갑
고무신
고구마
고릴라
고래
고두밥
　9　개

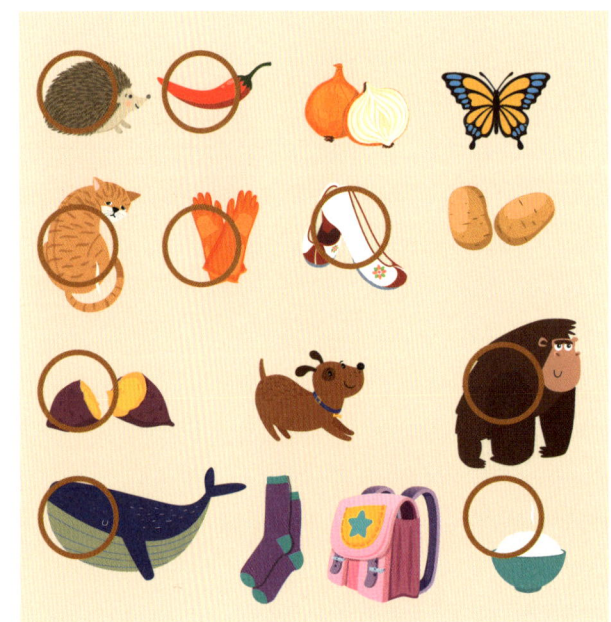

11 계산하기

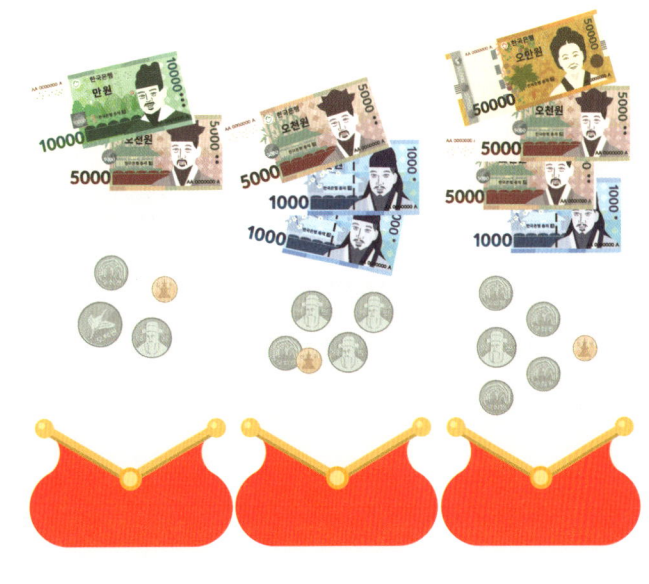

15,660원   7,360원   61,310원

12 단어 찾기

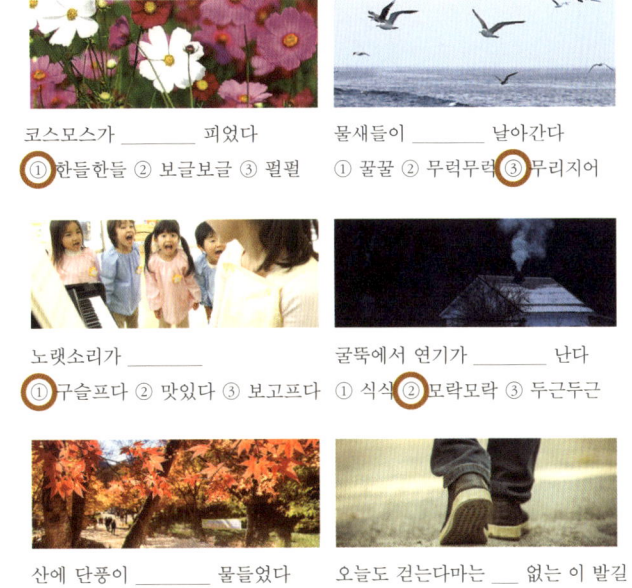

코스모스가 _____ 피었다
① 한들한들 ② 보글보글 ③ 펄펄

물새들이 _____ 날아간다
① 꿀꿀 ② 무럭무럭 ③ 무리지어

노랫소리가 _____
① 구슬프다 ② 맛있다 ③ 보고프다

굴뚝에서 연기가 _____ 난다
① 식식 ② 모락모락 ③ 두근두근

산에 단풍이 _____ 물들었다
① 헐레벌떡 ② 송송 ③ 울긋불긋

오늘도 걷는다마는 ___ 없는 이 발길
① 정처 ② 전화 ③ 우산

기억력을 지켜주는 컬러링북 - 고향 노래

쿵짝 쿵짝 노래 부르고 쓱 쓱 색칠하며 치매 예방해요!

ⓒ 구구팔팔 노래 연구회, 2020

2020년 12월 1일 초판 1쇄 인쇄
2020년 12월 10일 초판 1쇄 발행

지 은 이	구구팔팔 노래 연구회
그 린 이	강준휘
펴 낸 이	박해진
펴 낸 곳	도서출판 학고재
등 록	2013년 6월 18일 제2013-000186호
주 소	서울시 마포구 새창로 7(도화동) SNU장학빌딩 17층
전 화	02-745-1722(편집) 070-7404-2810(마케팅)
팩 스	02-3210-2775
전자우편	hakgojae@gmail.com

ISBN 978-89-5625-417-3 14510
ISBN 978-89-5625-416-6 세트

- KOMCA(한국음악저작권협회) 승인 필.
- 36쪽 「버드나무 아래 머무는 배」는 국립중앙박물관에서 소장하고 있습니다.
- 이 책은 저작권법에 의해 보호받는 저작물입니다. 수록된 글과 이미지를 사용하고자 할 때에는 반드시 저작권자와 도서출판 학고재의 서면 허락을 받아야 합니다.
- 잘못된 책은 구입한 곳에서 바꿔드립니다.
- 이 도서의 국립중앙도서관 출판예정도서목록(CIP)은 서지정보유통지원시스템 홈페이지(http://seoji.nl.go.kr)와 국가자료종합목록 구축시스템(http://kolis-net.nl.go.kr)에서 이용하실 수 있습니다.(CIP제어번호 : CIP2020047842)